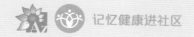

U0196993

痴呆居家照护辅导
辅导员工作手册

主编 王华丽

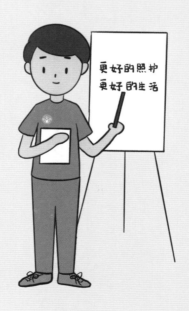

更好的照护
更好的生活

北京大学医学出版社

CHIDAI JUJIA ZHAOHU FUDAO——FUDAOYUAN
GONGZUO SHOUCE

图书在版编目（CIP）数据

痴呆居家照护辅导——辅导员工作手册 / 王华丽主编. —北京：北京大学医学出版社，2020.11

ISBN 978-7-5659-2261-9

Ⅰ. ①痴… Ⅱ. ①王… Ⅲ. ①阿尔茨海默病－护理 Ⅳ. ① R473.74

中国版本图书馆 CIP 数据核字（2020）第 178255 号

痴呆居家照护辅导——辅导员工作手册

主　　编：王华丽
插　　画：吴　冲
出版发行：北京大学医学出版社
地　　址：（100083）北京市海淀区学院路 38 号　北京大学医学部院内
电　　话：发行部 010-82802230；图书邮购 010-82802495
网　　址：http://www.pumpress.com.cn
E-mail：booksale@bjmu.edu.cn
印　　刷：北京强华印刷厂
经　　销：新华书店
责任编辑：许　立　责任校对：靳新强　责任印制：李　啸
开　　本：880 mm × 1230 mm　1/32　印张：7.5　字数：162 千字
版　　次：2020 年 11 月第 1 版　2020 年 11 月第 1 次印刷
书　　号：ISBN 978-7-5659-2261-9
定　　价：60.00 元
版权所有，违者必究
（凡属质量问题请与本社发行部联系退换）

痴呆居家照护辅导
辅导员工作手册

顾　　问：于　欣

主　　编：王华丽

副 主 编：洪　立　马　莉

学术秘书：周舒艾君　夏梦梦

编　　者：（按姓氏拼音排序）

　　　　　　洪　立　李　寒　李　涛

　　　　　　李　霞　马　莉　王华丽

插　　画：吴　冲

　　第六次全国人口普查数据结果显示，中国老龄化进程逐步加快，全国老龄人口逾1.7亿，占13.26%。2019年国际阿尔茨海默病协会公布，全球有将近5000万痴呆患者。我国约有近1000万痴呆患者，这无疑已经成为我国老龄化社会的巨大挑战。关爱痴呆患者，为患者家属及其照料者提供辅导和精神关怀，是改善老年痴呆患者生活质量的重要举措。

　　我国当前用于痴呆医疗与照护的专业资源仍相当有限，大部分痴呆患者仍在接受居家照护。在社会服务资源不足的情况下，由北京大学第六医院王华丽医生带领的课题组总结近二十年痴呆医患家属联谊会的工作经验，获得北京市科委首都临床特色应用研究项目重点课题资助，建立了痴呆患者家属辅导与干预技术，在很大程度上提高了家属的照护技能，缓解其照护压力，为改进痴呆患者社区服务提供了科学的技术手段。

　　应广大家庭照护者及社区工作者的要求，课题组成员不断完善医院—社区—家庭结合干预技术操作手册，策划了"记忆健康进社区"系列丛书，共包括《痴呆基础知识与筛查基本技能手册》《痴呆居家照护辅导——辅导员工作手册》《痴呆居家照护辅导——家庭照护者学习手册》《照护日记》四本书，为开展社区老年期痴呆筛查、照护者干预与辅导等工作提供了非常实用的工具，可进一步指导痴呆照料者综合干预技术在社区的推广工作。

特别高兴看到北京市科委首都临床特色应用研究项目资助课题取得如此丰硕的应用成果。衷心期望这套丛书能让生活在社区的患者得到及时的诊断和治疗，享受高质量的居家照护，从而达到更高的生活质量！

曹　巍

北京市科学技术委员会生物医药处

医药技术的进步固然有助于提升疾病的诊治水平，但是同样也会增加医疗成本的支出。无论发达国家还是发展中国家，医疗成本的上升速度都远远超过了社会财富的增加速度。因此，有人预言，21世纪的医疗发展呈现出逐渐以自我医疗（自我诊断与照料）为中心的趋势。而传播手段的日益贴身化，临床诊疗技术的数字化，都为自我医疗创造了条件。在"匿名戒酒协会"的"十二诫条"中有一句话叫"empower ourselves"。这个"empower"翻译成中文"用某种事或物来武装自己"最为贴切。这套系列丛书就是把防治痴呆、照护痴呆患者的复杂高深的医学知识用通俗易懂的语言传递给读者，"武装"他们的头脑，希望他们能够更好地预防痴呆，更早地发现痴呆和更好地在家庭中护理好痴呆患者。

做一个合格的医生，是要对他所诊治的每一个患者负责，认真做好临床检查，搜集相关信息，做出合理的临床诊断，谨慎制订治疗策略，仔细关注患者的结局。但是如果要做一名卓越的医生，就需要有更强的使命感和责任心，跳出个体患者的圈子，关心这一类患者的治疗现状、生存质量和疾病转归。北京大学第六医院的老年精神病学团队一直向卓越迈进，这套丛书，也是我们不断进步的一个见证。

于 欣

中国医师协会精神科医师分会首任会长

中华医学会精神医学分会 前任主任委员

WHO/北京精神卫生研究与培训协作中心主任

在中国老龄化加快进程中，全国痴呆患者人数已经达到1000万左右，而我国用于痴呆医疗与照护的专业资源仍相当有限。当前，大部分痴呆患者在家中接受照护，在社会服务资源不足的情况下，为家庭照护者提供照护技能、缓解照护压力，改善痴呆患者及其家庭的生活质量，则显得格外重要。

2000年，我第一次参加阿尔茨海默病（Alzheimer's disease，AD）国际大会，了解到照护者支持的重要性，回国后很快在导师舒良教授指导下组织开展了第一次AD医患家庭联谊会活动。从此，联谊会定期活动，为痴呆患者家属提供团体辅导。它不仅是照护经验交流的重要平台，也是照护压力疏泄的重要场所。20年来，这个平台为无数的家庭提供了高质量的辅导服务，我们的团队成员也积累了丰富的对于家庭照护者辅导的经验。

2011年，在北京市科委首都临床特色应用研究项目重点课题"老年期痴呆患者医院—社区—家庭综合干预研究"的支持下，团队成员在2010年出版的《聪明的照护者——家庭痴呆照护教练书》的基础上，提出"记忆健康进社区"的工作口号，并将多年来的实践经验整理成干预技术操作手册，在社区开展家庭照护者团体辅导试点工作，取得了积极的反响。

应广大家庭照护者及社区工作者的要求，团队成员完善了干预技术操作手册，策划了"记忆健康进社区"系列丛书。这套丛书共包括《痴呆基础知识与筛查基本技能手册》《痴呆居家照护辅导——辅导员工作手册》《痴呆居家照护辅导——家庭照护者学习手册》《照护日记》四本书，为开展社区老年期痴呆筛查、照护者干预与辅导等工作提供了非常实用的工具。

干预技术试点工作的执行与实施得到了北京大学第六医院于欣、王向群、李涛、李霞，记忆健康360工程洪立、燕青，北京市华龄颐养老年心理服务中心杨萍，北京市朝阳区第三医院马万欣，首都医科大学北京安贞医院贺建华、张娜，北京大学医学部社区卫生服务中心孙凌波、韩方群，北京科技大学社区卫生服务中心李素君、黄伟，清华大学社区卫生服务中心郝丽、吴丹，北京理工大学社区卫生服务中心刘海燕、辛彦君，丰台区铁营医院孙培云、李宁，北京语言大学社区卫生服务中心郭青、李倩，北京精诚泰和医药信息咨询有限公司武海波等机构和人员的大力支持，在此一并致以谢意！

这套丛书的策划、编辑以及出版工作得到了北京大学医学出版社许立老师的大力支持，特致谢意！

干预技术来源于记忆中心"AD医患家属联谊会"20年来工作的实践经验，对联谊会所有工作人员、坚持参加干预辅导的痴呆患者及其家属表示由衷的敬意和谢意！

最后，也特别希望这套丛书能让生活在社区的患者更早得到及时诊断和治疗，并有机会接受高质量的全程管理，减轻家属的照护负担，获得更好的生活品质！

特别鸣谢
北京市科委首都临床特色应用研究项目的资助！

王华丽

目录

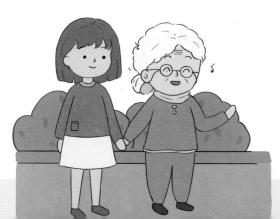

1. 本手册适用于针对早期和中期痴呆患者的家庭照护者进行培训。

2. 本手册与《痴呆居家照护辅导——家庭照护者学习手册》及《聪明的照护者——家庭痴呆照护教练书》配套使用。

3. 建议采用团体辅导形式，每个辅导团体由1名辅导员、1～2名助手及4～8名家庭照护者组成。

4. 在团体辅导小组成员招募过程中，要鼓励照护者提前购买《聪明的照护者——家庭痴呆照护教练书》及《照护日记》。

工作人员职责分工如下：

辅导员 需接受"痴呆照护能力建设"全程课程学习，完成实践督导，取得"痴呆照护辅导员"资质，并使用本《辅导员手册》进行规范化辅导工作。

助 手 在辅导员的指导下，协调现场工作。

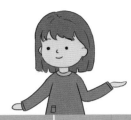

单元	主题	知识点
第一单元	做健康聪明的照护者建立照护信心	● 痴呆对家庭的挑战 ● 家庭照护者支持团体活动的意义 ● 照护者生存法则
第二单元	了解痴呆对患病老人的影响	● 痴呆的定义及主要病因 ● 痴呆的药物治疗和服药管理 ● 疾病的发展和各阶段的照护要点 ● 痴呆对患者其他方面的影响 ● 照护和支持痴呆亲人的十大技巧
第三单元	与患病老人建立有效沟通	● 痴呆患者常见的沟通障碍 ● 建立有效沟通的基本方法 ● 学习和实践"认可疗法"
第四单元	患病老人的日常生活照护	● 日常照护的重要原则 ● 常见的生活障碍和照护方法

教程设置

单元	主题	知识点
第五单元	应对问题行为	• 什么是问题行为 • 为什么会发生问题行为 • 减少问题行为的发生 • 问题行为的照护步骤
第六单元	安排有意义的活动	• 什么是有意义的活动 • 设计和安排活动的原则 • 有意义的活动类型 • 认知激活活动
第七单元	营造良好的居家照护环境	• 居家环境对痴呆患者的意义 • 居家环境调整的原则 • 居家安全清单
第八单元	善用支持资源	• 照护者有权寻求支援 • 照护者的权利 • 课程总结

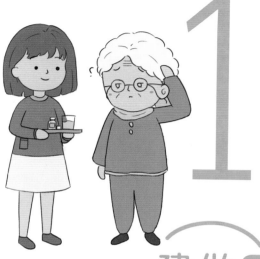

第一单元 做健康聪明的照护者

建立照护信心

痴呆对家庭的挑战

家庭照护者支持团体活动的意义

照护者生存法则

本单元辅导任务

- 与参与者*建立关系和彼此的了解
- 引导参与者翻到本单元学习手册
- 传授本单元的知识点
- 布置家庭作业
- 完成辅导后的工作回顾

本单元辅导流程

- 引导参与者翻到本单元学习手册
- 欢迎
- 自我介绍
- 邀请参与者进行自我介绍，并进行记录
- 痴呆对家庭照护者的挑战
- 家庭照护者支持团体活动的意义
- 参与者互动：指导照护者学习《聪明的照护者——家庭痴呆照护教练书》
- 我健康，患者才健康！——照护者生存法则
- 分享与讨论
- 布置家庭作业

注释：参与者*：指出席支持团体活动的家庭照护者

⊘ 欢迎词

■ 向参与者问好
■ 向参与组织支持团体活动的社区基层工作者表示
感谢

欢迎大家前来参加"记忆健康进社区"的活动。

虽然大家来自不同的家庭,以前有不同的工作和生活背景,但是今天能在一起聚会,是因为有一个共同点,那就是:和我们一起生活的亲人,被诊断出了痴呆。我们都是痴呆患者的家庭照护者。

照顾痴呆老人真的不容易。而"记忆健康进社区"活动,就是为了和家有痴呆患者的朋友们一起,学习疾病知识,分享照护经验,彼此帮助和支持,让我们患病的亲人能生活得好一些,也让我们未来漫长的照护生活,过得更好一些。

需要向大家说明的是,"记忆健康进社区"前期工作得到北京市科委首都临床特色应用研究项目重点课题的支持。通过在社区举办照护者支持团体,我们会听到来自患者家庭的声音,了解大家的需要,积累更多的经验。一句话,您现在的积极参与,会帮到很多很多和您一样的家庭。

这次活动得到 ＿＿＿＿＿＿＿＿＿＿＿＿＿＿＿ 的支持,提供了活动的场地,还派出工作人员协助,在这儿也要向他们表示感谢!

⊘ 自我介绍

- 辅导员姓名
- 工作单位和职务
- 在痴呆照护或老年照护领域的工作经验
- 个人生活中与痴呆相关的经历
- ❗ 注意：自我介绍时间控制在1分钟左右

⊘ 参与者自我介绍

- 引导参与者进行自我介绍
- 对参与者的基本资料进行记录（本单元附表1）
- ❗ 注意：每位参与者的自我介绍时间控制在1分钟左右

从今天起，我们就成为一个团体了。现在，我要请大家简单地介绍一下自己。请大家看一下您的学习手册（向大家展示一下学习手册）。请您按照这样的顺序，来向大家介绍您自己——

- 您的姓名？
- 您希望大家怎么称呼您？
- 您在照顾谁？（您与患者的关系）
- 当您知道亲人患痴呆后，您最大的担心是什么？
- 您参加团体活动，最想了解的是什么？

⊘ 痴呆对家庭照护者的挑战

■ 简单总结参与者与患病亲人的关系——照护者角色的转换

谢谢大家的分享！

没有人是自愿成为一个痴呆患者的照护者的。有谁说，来来，我自愿去照顾一个痴呆患者！照顾痴呆患者一定挺有意思的！（可举手做跃跃欲试状）没有人会这样。但是，当痴呆侵犯到你们这个家庭的时候，您的角色就改变了。

在咱们这个支持小组里，已经出现了这样的家庭照护模式（根据记录，勾选出本小组存在的照顾模式）——

□ 老伴照顾老伴　　　　□ 晚辈照顾长辈
□ 平辈照顾平辈

过去，您是患者的丈夫，或者妻子，或者儿女，或者儿媳、女婿；但现在，您的角色变了，成为了家庭照护者。这意味着您要做好充分的心理准备，去完成这个角色的转换。

举例来说，以前家里都是老伴买菜烧饭、做家务。可现在她得痴呆了，以前她做起来得心应手的事，现在很多都做不好了。那么，您可能就需要接受老伴已经生病了这个事实，承担起一些她先前承担的家庭事务。

再比如，我们做儿女的，上有老下有小；以前老人还能帮我们带带孩子，但现在，我们一边要照顾老人，一边要教育孩子，花费的精力就加倍了；有的时候老人会因为疾病的影响，和孩子们在生活中发生冲突，比如抢吃的、抢课本、撕作业本。这时候该不该管、怎么管，都是对照护者的考验。

■ 简单总结参与者担心的问题——通过学习和实践，逐渐增加信心

很多朋友在突然成为家庭照护者的时候，并没有做好充分的准备。这个时候我们心里有担心、焦虑、害怕、甚至是恐惧，这些感受，都是再正常不过的。

【根据记录，简单复述参与者担心的问题】

■ 痴呆到底是怎么回事儿？她/他以后会发展成什么样？

■ 我该怎么来照顾她/他？

■ 我得用多少时间来照顾她/他？

■ 家里出了痴呆患者，会不会花很多钱？

■ 能找到好的护工来一块儿照顾她/他吗？

■ 我自己的生活怎么办？

■ …………

关于痴呆的照护负担，有一些事实，我在这里和大家分享——

 痴呆一直是世界公认的，疾病负担最为沉重的疾病之一，也是导致老年人残疾和生活不能自理的主要疾病之一。

由于患者逐渐丧失认知能力和生活能力，身体逐渐衰弱，而且还伴随一些精神行为症状，所以痴呆患者所需要的照顾时间和强度，要远远高于正常老人。

 痴呆患者的平均生存期，少则几年，多则十年、十几年，有的甚至超过二十年。患者的病情会逐渐发展，直到死亡。这意味着照顾患者是一个长期的艰巨的任务。

每个照护者都会产生某种程度的压力，包括——

生理压力
- 睡眠不足
- 免疫系统较弱
- …………
- 体力不支
- 健康越来越差，容易生病

情绪压力

- 失落、悲伤——看看原来脑子比谁都清楚的老爸，现在怎么变成这样了呢？
- 生气、烦躁、愤怒——为什么我们家摊上这事儿了呢？
- 紧张、焦虑——怎么办？怎么办？
- 压抑、抑郁——这往后的日子怎么办啊？
- 挫折感——我怎么做她都不高兴！
- 负罪感——老爸不小心摔了，都是我没留神！
- 孤独感——都没有人能帮帮我！
- …………

经济压力

- 治疗费用
- 雇用保姆或护工的费用
- 有形无形的各类开销
- 因为照顾家人而减少收入
- 机构长期照护费用
- …………

社会压力

- 病耻感
- 道德压力
- "异类"的眼光
- …………

这些压力都是每个照护者会实实在在面临的。

⊘ 家庭照护者支持团体活动的意义

在以往的团体活动里，我们发现，有些家庭照护者非常善于调节自己的压力水平，兵来将挡水来土掩的，把家里的病人照顾得非常好，自己也保持不错的生活质量，看上去快快乐乐的；也有些照护者背负的压力就很沉重，一提起家里的病人就唉声叹气，身体状况也不太好，给人一种苦不堪言的感觉。

而我们做这个支持团体活动，就是希望，您能成为一名健康而快乐的照护者。大家能在一起通过"学习—实践—分享和支持—再学习—实践—分享和支持"，帮助大家掌握照护痴呆病人的方法，逐渐增加信心，减轻您的照护压力，让您和患病的亲人都生活得好一些。

照顾痴呆患者就像一场马拉松长跑，您不应该一个人孤独地跑完全程。我们会陪着您一起面对痴呆的挑战。

■ 向参与者讲解支持团体的主要任务

请您看一下学习手册。在这里，我们列出了支持团体活动主要的内容。

1. 做健康聪明的照护者，建立照护信心；
2. 了解疾病知识及疾病给患者所带来的影响，帮助大家更好地理解患者在日常生活中容易出现的生活障碍和行为问题，病程会怎么样发展，不同阶段的照护重点。知己知彼，让您做到胸有成竹；

3. 与痴呆患者建立有效沟通的原则和方法。痴呆会影响患者与他人沟通的能力，我们和亲人的交流方式，也要随之改变；这是照顾患病亲人的基础；

4. 日常照护的原则和技巧，尤其是怎么样来协助亲人面对常见的生活障碍；

5. 为患病亲人安排有意义的活动。这对于早期和早中期的患者特别重要，有意义的互动能延缓患者的衰退，也帮助我们减轻照护负担；

6. 应对问题行为。有70%～90%的痴呆患者会出现问题行为，给照护者带来很大的困扰。我们就要来学习，怎样尽可能降低问题行为的发生，怎样来应对常见的问题行为；

7. 保证居家环境安全。患者由于判断能力下降，而会降低对安全的敏感度。作为家庭照护者，要给患者提供一个安全舒适的生活环境；

8. 善用资源，以及维护照护者的权利。随着病情的发展，您会发现您一个人已经没办法照顾患病的亲人了。善用资源也是家庭照护者的一项重要工作。同时，照护者在精心照顾患病亲人的时候，也要保护自己的权利。

■ 向参与者提出要求——希望他们怎么做

为了让支持团体活动给您带来更好的成果，我们希望您能做到以下两点：

1. 积极参与

在未来8周的时间里，大家将在一起学习、实践、分享、支持。具体来说，希望您能——

- 坚持出席支持团体活动
- 在活动中积极参与情景模拟和案例讨论，表达您的想法
- 在活动中分享您的经验，告诉我们您最想了解什么
- 在活动过程中，完善您的学习手册。从学习手册中您可以看到，每一课的重点内容有很多地方是留白的，这些留白，都是这一课知识要点的关键词。您可以一边听一边填写关键词，这样可以帮助您加深印象
- 按照要求完成家庭作业。在每一次课后，我们会给您布置非常简单的家庭作业，帮助您更好地掌握知识技能，并且应用到日常生活中

我们刚才已经讲过，您的积极参与能帮助我们完善支持团体的内容，未来会让更多的患者和家庭受益。所以在这儿，再次感谢大家的帮助和支持！

2. 积极实践

我们希望您做到的第二点是积极实践。

每个患者都是很独特的，照顾这位患者有效的方法，在那位患者身上未必就管用。所以更重要的是您在家里的亲身实践。

为了方便您的实践，我们会为您推荐一些简单实用的工具。

比如，《聪明的照护者——家庭痴呆照护教练书》（向参与者展示教练书）。

这本书是知识和案例相结合，内容浅显易懂，是国内目前最实用的痴呆照护工具书之一。对每个前来参加咱们活动的朋友我们会推荐这本书，希望大家回去能当家庭作业一样仔细阅读，这样咱们的支持活动就可以有更多的时间用来分享，帮助大家交流实践中所遇到的问题。

再给大家看一下一个很好的工具——照护日记（向参与者展示照护日记）。您可以随时记录您的照护经验和心得。照护日记里还提供了一些常用的表单，方便大家使用。

■ 简单总结参与者对支持团体的期望——共同努力的成果

刚才大家分享了对参加支持团体的期望。【简单回顾记录】

我们希望，通过大家一起努力，您会——

- 成为一个健康、智慧的家庭照护者，掌握疾病知识和照护技能，善于运用资源
- 对自己充满信心，相信自己能为患病的亲人提供最温暖最贴心的照护
- 减少护理工作中的挫折，减轻照护压力，带来成就感——您可以做到，把患病亲人照顾得很好
- 在未来的生活里，让您和患病的亲人都过得更好一些

我们就从现在开始一起努力，好不好？

⊘ 指导照护者学习《聪明的照护者——家庭痴呆照护教练书》

■ 向参与者发放教练书

好，现在我们就把重要的工具书——《聪明的照护者——家庭痴呆照护教练书》发给您（辅导课后收回，供现场使用）。

■ 朗读、加油

请您把书翻到第 205 页。我们一起来朗读这一段——
【辅导员可自己带读，也可邀请参与者中声音洪亮、乐于表
现者来带读】

家庭照护者是伟大的。

任何人得知自己深爱的亲人罹患痴呆，都会有不同
程度的震惊、恐惧、无助和悲伤。因为我们都知
道，目前医学上还没有办法治愈这个疾病。而在这
个时刻，家庭照护者能克服自己的情绪，勇敢承担
起照顾亲人的责任，这一行动，本身就值得肯定和
尊重。

现在，我们都是痴呆亲人的家庭照护者了。为自己鼓
掌、加油！

⊘ 照护者生存法则

情景模拟讨论——遭遇飞行事故

■ 向参与者说明情景。该情景在学习手册上
  也有说明。

  好，现在我们先来一个情景模拟。

  假设现在，您和您照顾的患者都坐在飞机上。这时
  候，机长和乘务人员突然紧急通知，飞机遇到雷
  电，氧气面罩全部放下来了。

  我想问大家的是——

- 你们中间，谁会把氧气面罩第一时间给患者戴上？请
  您举手。【辅导员记录哪些参与者选择给患者戴】

- 又有谁，第一时间先给自己戴上氧气面罩？也请您举
  手。【辅导员记录哪些参与者选择给自己戴】

■ 请参与者分享为什么作出这样的选择

好，现在请选择把氧气面罩先给患者戴上的朋友来说说，您这样做的原因。

也请选择把氧气面罩给自己戴上的朋友来谈谈自己的想法。

■ 鼓励参与者的发言并进行点评

谢谢大家的分享。

选择先给亲人戴面罩的，都是出于感情或者道义，在紧急状况下做出了直接反应。这种选择很有先人后己的精神。

而选择先给自己戴，是出于冷静理智的考虑——您想一想，如果您因为没有首先戴上氧气面罩而身陷危险，又有谁来照顾您患病的亲人呢？

所以，这个情景模拟，无论您选哪个，都没有什么对错之分，只有是否明智的区别。我再强调一下——没有对错之分，只有是否明智的区别。

■ 引导参与者思考他们作为照护者的重要性

照顾痴呆患者很辛苦，这种辛苦只有亲身经历过才能体会。

为了全心照顾患病的亲人，照护者常常在无形之中，把太多的压力加到自己身上，尤其是配偶，容易把自己的健康放在第二位。因此照护者往往会成为患者背后的"隐形患者"，或者"第二受害者"。

美国有一项研究甚至显示，如果一个家庭里是配偶负责照顾患病的老伴，配偶罹患痴呆的风险比普通人要高出两倍。这是多么惊人的事实啊！

可是您要知道，如果您失去了健康，您又如何照顾患病的亲人呢？他/她的健康和快乐又从何而来呢？

所以，作为一个照护者，在未来很长很长的一段照顾痴呆患者的生活中，您要保持冷静和理智，牢牢记住一点：我健康，患者才健康！

■ 向参与者介绍照护者生存法则

在这本辅导员手册以及您的学习手册、照护日记里，您都可以找到这么一张清单，叫做"照护者生存法则"，或者叫"生存小窍门"。

这是生存法则，也是您作为照护者的权利。就请大家轮流，每人一句，大声朗读出来。【提示大家翻到相关页面，指定从某参与者开始，依次朗读】

- 把我的健康列为重要事项
- 在我需要的时候寻求帮助
- 参加患者家庭俱乐部或类似的支持团体
- 每天都要休息
- 保持和朋友们的交往
- 保持我的兴趣爱好
- 保持幽默感
- 庆祝自己做得好的地方
- 健康饮食
- 能多锻炼就多锻炼
- 不舒服要去看医生
- 处理好法律和财务问题
- 坦然过好每一天

谢谢大家的配合！

⊘ 分享与讨论

- ■ 询问参与者对本次活动的内容有什么问题，并予
  以解答

⊘ 家庭作业

- ■ 为参与者布置家庭作业
- ■ 对每项家庭作业进行说明

今天咱们是第一次团体聚会，未来我们每周都要这样聚会一次，每次都讨论一个主题。所以今天回家以后，您需要花时间做的家庭作业有以下内容——

1. 复习
   - ■ 浏览您今天的笔记
   - ■ 熟悉"照护者生存法则"
2. 熟悉辅导材料的使用
   - ■ 熟悉学习手册中课堂笔记的填写
   - ■ 阅读《聪明的照护者——家庭痴呆照护教练书》
     一书。这本书一共17万字，您可能一下子读不
     完，不要紧，您可以先浏览目录，看哪些内容是
     您最感兴趣、最想了解的，就去看这部分的内容
   - ■ 熟悉照护日记的填写方式

3. 填写照护日记

每本照护日记可以记录您和患病的亲人每天的生活，还提供了一些常用的表单供您使用。大家可以看一下照护日记，非常简单，很容易填写。

其中有一栏非常重要：就是记录您和患者的开心一刻、有趣一刻。那将成为您照护生活中非常珍贵的回忆。

现在也有一些网站组织家庭照护者讨论，讲他们苦中作乐、泪里含笑的经历。照顾痴呆亲人真的很不容易，而乐观的态度会帮助我们渡过很多难关。

4. 下一课预习

今后，每次聚会结束以后，我们都希望您根据下一次聚会要讨论的主题，找到教练书里对应的内容，花点时间进行预习。这样大家聚会的时候，就可以有更多时间进行分享和讨论，帮助大家解决更多的问题。

比如，下一堂课我们要讲痴呆的疾病知识，痴呆对患者的影响，那么，您就可以预习以下的内容——

■ 第3页　　什么是痴呆
■ 第4页　　什么是阿尔茨海默病

- 第9页　　分阶段的照护训练
- 第17页　痴呆悄悄来了
- 第26页　认识您的对手：痴呆早期
- 第31页　带亲人就诊
- 第51页　痴呆有药可治吗
- 第93页　了解您的对手【提示大家：如果您的亲人被诊断出是中度的痴呆，那么要看一看这一部分的内容】

5. 案例讨论准备

观察或回忆您是如何发现亲人患病的蛛丝马迹的

6. 下一课的必带物品

- 《聪明的照护者——家庭痴呆照护教练书》
- 照护日记　■ 家庭照护者学习手册　■ 笔

7. 下一次团体辅导安排

📅 时间：＿＿＿＿＿＿＿＿＿＿＿＿＿

📍 地点：＿＿＿＿＿＿＿＿＿＿＿＿＿

⊘ 结束

- 宣布这次支持团体活动结束
- 感谢大家的出席和积极参与，期待下一次再见
- 留出时间，与参与者交流
- 填写活动回顾记录表

本单元附表1

参与者基本情况记录表

姓名	与患者的关系	担心的问题	想了解的问题

姓名	与患者的关系	担心的问题	想了解的问题

本单元附表2

活动回顾记录表

项目	评估	
教程内容	☐ 痴呆的挑战 ☐ 支持团体活动的意义 ☐ 照护者生存法则 ☐ 讨论参与度 ☐ 互动积极度	
改进意见		
1		
2		
3		
4		
参与者重点问题		
1		
2		
3		
4		

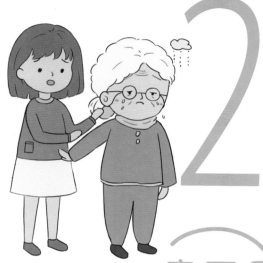

2

了解痴呆对
患病老人的影响

痴呆的定义及主要病因

痴呆的药物治疗和服药管理

疾病的发展和各阶段的照护要点

痴呆对患者其他方面的影响

照护和支持痴呆亲人的十大技巧

本单元辅导任务

- 了解参与者家庭作业中对本课的预习情况
- 引导参与者翻到本单元学习手册
- 传授本单元的知识点
- 让参与者进一步熟悉支持团体的听课、分享、讨论，鼓励其积极参与
- 布置家庭作业
- 完成培训后的工作回顾

本单元辅导流程

- 欢迎
- 参与者分享：您的亲人怎么被发现得了痴呆
- 痴呆的定义
- 导致痴呆的主要病因
- 痴呆的药物治疗
- 疾病的发展和各阶段的照护要点
- 痴呆对患者认知功能的影响
- 痴呆对患者的其他影响
- 阶段小结
- 照顾和支持痴呆亲人的十大技巧
- 开放讨论
- 布置家庭作业
- 结束

⊘ 欢迎

■ 向参与者问好

大家好，很高兴又和大家见面啦。我们今天活动的主题是"了解痴呆对患病亲人的影响"。请大家拿出学习手册翻到第二单元。【安排工作人员指导协助】

■ 向参与者说明本次支持团体活动的主题

今天我们将在一起分享关于痴呆的基本知识，了解痴呆到底是怎么回事、不同阶段的特点；更重要的是，要了解痴呆会给患病的亲人所带来的影响，包括对认知、思考能力的影响，包括对行为的影响，还包括对身体机能的影响。

只有充分了解这些，我们才能做好未来几年、甚至十几年的准备；更深切地理解和体谅患者，在未来的生活中，为他们提供贴心的照顾和帮助。

⊘ 参与者分享：您的亲人怎么被发现得了痴呆

■ 邀请参与者分享亲人的患病征兆

我们先请大家来分享一下，当时您是怎么发现您的亲人和过去比明显不一样了，有些不对劲，让您怀疑，他/她可能已经得了痴呆？

【在参与者分享的时候进行记录】（本单元附表1）

⊘ 痴呆的定义

■ 简单总结参与者的分享，给出医学对痴呆的定义

谢谢大家的分享。通过分享，我们发现每个痴呆患者都会表现出多种相似的症状。【简单复述几个有代表性的症状分类记录，如记忆力、判断力、注意力、语言能力、思考和执行能力、定向能力、性格的改变等】

【询问参与者是否阅读《聪明的照护者——家庭痴呆照护教练书》；如果有，邀请该参与者复述医学对于痴呆的定义，并感谢他/她的参与】

医学对于痴呆的定义就是——

■ 以记忆和多种认知功能损害为特征的一系列症状群

■ 其损害的程度足以影响患者的工作和生活能力

——《聪明的照护者——家庭痴呆照护教练书》第3页

我们有时候会遇到记性不太好的老年朋友咨询：我这段时间记性好像不太好，是不是得痴呆了呢？

其实人随着年龄的增长，记性不像年轻时那么棒，这是正常的现象；但是痴呆不一样。痴呆不光是记性不好，其他的认知功能也被损害，而且会严重到影响人正常的工作和生活能力。同时符合这两点的，才可以被定义为痴呆。

☑ 导致痴呆的主要病因

■ 邀请参与者参加一个小测验：痴呆主要病因知多少

现在，请您看一下今天学习手册，这里有一张表，标题是"痴呆病因知多少"。现在就请大家花一分钟时间来填写吧！

痴呆病因知多少

1. ＿＿＿＿＿＿病是导致痴呆的最主要病因，占所有痴呆的＿＿＿％以上。

2. 导致痴呆的第二大病因是＿＿＿＿。

3. 其他痴呆的类型有＿＿＿＿痴呆、＿＿＿＿痴呆、＿＿＿＿痴呆等。

■ 引导参与者掌握关于阿尔茨海默病的知识要点

第一题的答案是：阿尔茨海默病是导致痴呆的最主要病因，占所有痴呆的60%以上。

正因为它是最主要的病因，我们经常用"阿尔茨海默病"这个名词，来代表"痴呆"。比如国际老年痴呆联合会，英文就是"国际阿尔茨海默病协会"；美国的老年痴呆协会，英文就是"阿尔茨海默病协会"。但是，澳大利亚"阿尔茨海默协会"认为应该关注所有痴呆患者，而不仅仅局限于"阿尔茨海默病"，于是将协会名称更改为"澳大利亚痴呆协会（Dementia Australia）"

关于阿尔茨海默病，您掌握以下几个要点就可以了——

- 阿尔茨海默病是导致痴呆的最主要病因，占所有痴呆的60%以上。与阿尔茨海默病混合的痴呆，占所有痴呆的80%以上。
- 阿尔茨海默病是致命的脑部神经退行性疾病。它破坏神经元，也就是脑细胞，导致记忆、认知、思考和行为能力出现异常，严重影响患者的工作和生活。最终，导致机体丧失功能。
- 这种疾病由德国精神科医师阿尔茨海默在1906年发现，所以这个疾病就被叫做阿尔茨海默病。
【带领参与者一起朗读：Alzheimer's，并说明该病简称AD】
- 【引导参与者看教练书第6页，看AD典型的病理改变】由于神经元的变性，阿尔茨海默病患者的大脑会出现两种典型的病理性改变——β-淀粉样斑块和神经原纤维缠结。

■【引导参与者看教练书第11页，看AD大脑皮层的渐进萎缩】阿尔茨海默病会导致大量神经元的死亡和脑组织的损失。患者大脑会出现广泛的弥漫性的萎缩，大脑逐渐失去正常功能。

■ 年龄增长是阿尔茨海默病最大的风险因素。绝大多数的AD患者都是超过65岁的老人。而且，年龄越大，得病的风险就越高。65岁之后，患AD的可能性每5年增加1倍；80岁以后，大约有20%以上的老年人会患AD；85岁之后，这种风险接近50%。

■ 引导参与者掌握血管性痴呆的知识要点

刚才您做的第二道题，导致痴呆的第二大病因，正确答案是血管性痴呆。

关于血管性痴呆，您了解以下几个要点就可以了——

● 血管性痴呆，简称VD，是导致痴呆的第二大病因，占20%～25%左右。

● 如果血管性痴呆和阿尔茨海默病、或者其他类型的痴呆混合在一起发病，就称为"混合型痴呆"。

● 血管性痴呆是一系列的脑梗、中风引起大脑细胞死亡而导致的。当脑梗、中风发生的时候，发病区域的神经元会死亡，并且不能再生。

- 如果大脑只有单一的小面积区域被摧毁，脑细胞还能够设法在损坏位置的周围形成连接；但是，如果重复地发生小面积的中风，那么对大脑的损伤就会在不同区域经常发生。这意味着大脑再也无法弥补这种面积越来越大的损害，而且这种损害也无法再逆转，影响大脑所有的认知功能。直到最后，大脑丧失这些认知功能。

- 血管性痴呆的发病时间和血管病变、中风的时间相关。根据统计，VD的发病时间总体上要比AD早，不少患者50多岁就开始发病了。

- 每个人一定要注意自己的心血管系统的保健，来降低得VD的风险。

■ 引导参与者知道由神经病变引起的其他痴呆种类

刚才您做的第三道题，其他由神经病变引起的痴呆，答案是路易体痴呆、额颞叶痴呆、帕金森病痴呆等。这些都是由大脑的神经病变引起的，症状有的和AD相似，有的则有它自己的特点。

■ 小结：诊断标准

随着医学研究的发展，目前国际上对于阿尔茨海默病、血管性痴呆、路易体痴呆、额颞叶痴呆、帕金森病痴呆等，都有具体明确的诊断标准。

痴呆的全面诊断，应该在专业医疗机构的记忆门诊进行，明确病因才能对症治疗。在《聪明的照护者——家庭痴呆照护教练书》这本书里，对于痴呆诊断项目有很详细的说明，大家有兴趣的话可以好好阅读了解。

✅ 痴呆的药物治疗和服药管理

■ 引导参与者了解痴呆药物治疗的常识

在教练书里，对痴呆的药物治疗有比较详细的说明。我们在这儿就掌握几个基本点吧！

1. 没有"可以治愈痴呆"的药物神话

目前，医学界还没有研究出来某种药物能治愈或者逆转痴呆。现有的药物都是对症治疗的，对改善症状、延缓疾病的发展和恶化有一定的帮助。但是，没有出现奇迹。

2. 痴呆的治疗药物必须有医生以处方形式开出

和神经精神疾病相关的药物都必须在医生对患者进行详细的临床评估和诊断后，以处方药形式开出。如果您看到广告或者遇到推销，说有治疗痴呆的特效药或保健品，我们能给您的建议是一定要审慎对待，不轻信，不盲从。

3. 照护者要为患病亲人做好药物管理

这一点对于照护者来说是最为重要的。

患者随着记忆力、判断力等诸多认知功能的下降，有时候会忘记吃药，有时候会忘记自己已经吃了药，有时候可能会误服药物。

所以，当家里老人被诊断出痴呆后，您需要做到的是——

- 把家里的药品都收在安全的地方，不要让患者随意拿到，以免患者误服药物
- 监督患者每天的服药，做好服药记录【引导参与者看照护日记里与服药相关的内容】

⊘ 疾病的发展和各阶段的照护要点

- 了解参与者所照顾的患者是在哪个疾病阶段

【引导参与者分享，并使用本单元附表1进行记录】

阿尔茨海默病和其他主要的痴呆类型都是逐渐发展的。您在带亲人去就诊的时候，医生可能会告诉您，患者可能处在哪个疾病阶段。所以就请大家分享一下，您所照顾的亲人，现在是处在早期还是中期。

- 引导参与者阅读教练书第56页不同阶段的主要症状

阿尔茨海默病和大部分的痴呆，根据病情的进程，大致可以划分为三个阶段：

> ■ 早期，相当于疾病的轻度状态
> ■ 中期，相当于疾病的中度状态
> ■ 晚期，相当于疾病的重度状态

请您看一下学习手册，这里有张表，列出了痴呆早期、中期和晚期的典型症状。您可以对照一下您亲人的情况，看看他/她已经出现了哪些症状。

痴呆早期	痴呆中期	痴呆晚期
典型症状		
■ 很难想起近期的事情和谈话 ■ 很难记住月份或星期 ■ 失去财务管理的能力 ■ 置身于社交环境之外，或对之表示冷漠 ■ 做饭和购物变得越来越困难 ■ 判断力差，难以作出明智决定 ■ 容易遗失物品	■ 行为出现问题，如易怒、多疑、恍惚、重复、幻觉等 ■ 语言表达和理解更加困难 ■ 空间方位感有问题 ■ 丧失阅读、写作和计算能力 ■ 失去协调能力 ■ 需要每周7天，每天24小时的不间断监护 ■ 有时会无法辨认家人和朋友 ■ 在原本熟悉的环境中可能迷失方向	■ 不能沟通 ■ 不能辨认人、地方和物体 ■ 不能自己照料自己 ■ 丧失行走的能力 ■ 肌肉可能萎缩 ■ 吞咽可能困难 ■ 可能发生痉挛 ■ 体重下降 ■ 大部分时间用于睡眠 ■ 可能表现出需要吮吸物品 ■ 大小便失禁

■ 不同阶段的照护重点

虽然每个患者都有他/她的独特性，不过随着痴呆的发展，每个阶段的患者还有一些共通的照护重点。

我们就在这里先进行简单介绍，随着团体活动的深入，大家在一起会有更多机会详细地分享和讨论痴呆病人的照护策略和技巧。

■ 早期照护原则

尽量发挥患者仍然保留的能力，延缓疾病的发展和功能的退化。这个阶段的患者很多功能还是保持得不错的，照护者要尽量延长患者的生活能力，这样也能减轻自己的照护负担。

■ 中期照护原则

首先是照顾患者的生活障碍。这个阶段的患者身体机能和生活能力都会有明显的下降，很多在早期能做的事情在中期就做不好了，像穿衣、吃饭、排泄、洗澡、睡觉等，都会遇到很多困难，需要照护者的很多协助。中期还有个特点就是患者会出现很多的精神行为症状，照护者要学习避免和患者发生冲突，预防和应对他们的问题行为。在后面的课程里，我们会专门讨论这些内容。

■ 晚期照护原则

这个阶段的患者已经很衰弱了，逐渐将进入生命的最后一个阶段。这个时期，无论患者是在家里还是在医院、护理院，照护重点都是照顾患者的基本生活需求和生理机能，减少并发症，让患者生命的后期尽量保持舒适和愉悦。

⊘ 痴呆对患者认知功能的影响

■ 向参与者说明，痴呆对患者最大的影响是认知功能的损害

在中国台湾，痴呆被称为"失智症"——意思是智能的丧失；在日本，痴呆被称为"认知症"——意思是认知能力被损害了。

由此可见，痴呆对患者造成的最大的影响，是认知功能的损害。而且，这种损害会随着病程的发展越来越严重。

过去，当人们对痴呆的了解还不像现在这么多的时候，曾经有一个观念，那就是人老了，老糊涂是很正常的。因此，即便老人已经痴呆了，但是家人没有把这当成一种疾病去护理，还试图把患者当正常人一样去交流，可以想见，生活中会发生多少冲突。

所以接下来，我们要进入今天非常重要的一个内容，就是

了解患者认知功能都会遭受哪些损害，这样，大家就能很好地理解，您身边的亲人在思维能力、行为举止、脾气个性等各个方面的改变，其实都是由疾病造成的。我们必须要接受这样一个事实，就是我们的亲人，和以前再也不一样了。他/她所看到、所感知到、所能理解的世界，和真实世界再也不一样了。

■ 向参与者说明，认知功能都包括哪些能力

请大家看一下学习手册里的这张图。【翻开认知能力图给参与者看。】

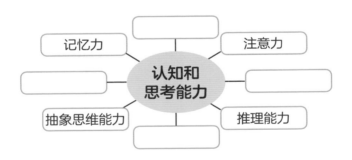

一个人的认知和思考能力，除了记忆力以外，还包括语言能力、判断力、注意力、抽象思维能力、推理能力、组织能力，感知能力等。请您把这些认知能力填写到您的学习手册上面去。

而痴呆，会导致这些认知功能都逐渐受到损害。

■ 向参与者说明，每种认知能力受损后的症状表现

现在，我们来看看每种认知能力受损的话都有哪些典型的表现。

记忆力受损

古希腊作家埃斯库罗斯曾经说过，记忆是所有智慧的母亲。记忆力发生衰退，就会影响所有的认知功能。绝大多数的痴呆患者被诊断出来之前，所表现出的第一个迹象就是记忆的衰退。

在疾病的早期，患者的短期记忆受损，经常想不起来刚刚或者最近发生了什么事情。不过这时候他/她的远期记忆还保留得很好，还能记得很久以前发生过的重要事情。

到了痴呆的中期，短期记忆和远期记忆都会受到损伤，影响到基本的日常生活，到后来甚至连自己的亲人都不认得了。

到了晚期，患者的大脑已经遭受到严重损害，患者可能连自己是谁都不记得了。

记忆丧失会让患者变得糊涂、没有安全感。因为过去、现在、未来对患者来说都变得支离破碎、越来越模糊了。我们只有理解记忆丧失给患者带来的强烈感受，才能感同身受，认可患病亲人的处境，多给他们一些理解、耐心和支持。

语言能力受损

语言是人与人之间交流最重要的方式。但是，痴呆会逐渐地摧毁一个人的语言和沟通的能力。在下一次活动里，我们会专门为大家讲痴呆患者的沟通障碍以及照护方法，所以在这儿我们就先略过了。

判断能力受损

判断力下降乃至丧失，会给患者带来一些重大改变——

■ 没有对错观念。《聪明的照护者——家庭痴呆照护教练书》里有一句非常重要的话，就是"在痴呆患者的世界里，已经没有对与错"。如果我们仍然一厢情愿地认为患者还知道什么是对错、什么事应该做或不应该做、什么话该说或不该说，那在漫长的照护生活中一定会有很强烈的挫折感。而且，患者再也没有能力平心静气地讨论这些问题了。

■ 判断力下降，还会给患者带来危险。患者不会意识到生活中的很多事物是会给自己带来危险的。比如，腐败的食物不可以再吃，厨房的刀具容易伤人，过马路不走人行横道、不看红绿灯可能酿成车祸等。当患者意识不到这些问题时，一旦照护者不注意加强安全防范，就会给患者的生活带来危险。

推理能力受损

我们正常人能通过推理把事情搞清楚，但是，痴呆会逐渐摧毁患者的推理能力。随着时间推移，您可能会发现，患者变得不讲理了。如果照护者一定要和患者讲道理，可能会把患者招惹得很生气，甚至产生激烈的举动。

注意力、组织能力受损

这两个能力很好理解。当患者的注意力受损，他/她就没有办法专注在一件事情上；组织能力受损，意味着他/她没有办法和过去一样有条不紊地完成一个比较复杂的事情。在生活上就会表现为自理能力越来越差，需要照护者越来越多的帮助。

抽象思维能力下降

我们依靠抽象思维能力，来处理生活中并不具体的事情。很多我们觉得理所应当的事情都是抽象的，比如，时间、数字、方向、人与人之间的关系等。

抽象思维能力在疾病的早期就已经开始被破坏。很多抽象的概念对患者来说已经没有意义了。抽象思维能力下降，对患者生活会带来如下影响——

- 一切都在当下。时间和顺序都没有意义了。患者认定了"这里"和"现在"，过去和未来的概念逐渐模糊。
- 忘却人和事物之间的关联。很多患者都会叫错人，比如，把孙子叫成儿子的名字，或者管儿子叫爸爸。患者可能知道自己和某个人是有关系的，但是，已经搞不清楚这种关系到底是什么。
- 空间概念变得模糊。每个人的脑子里都有一幅地图，用来确定我们在中国，在＿＿＿＿市（省），在＿＿＿＿区，在＿＿＿＿社区的位置；但是，患者空间想象这种抽象思维能力在衰退，因此，患者经常不知道自己身处何方，很容易就迷路了。

感知能力下降

随着病情进展，患者会在感觉和分辨事物方面，经常犯错误。比如，他/她会认为电视上的影像是真实的，会和电视机对话；面对镜子的时候，会觉得镜子里的影像是个陌生人，而不是他自己；看到地上铺的小块深色地毯，会觉得这是一个坑。即使患者的视觉和听觉可能还很健全，但是，他们就是不能准确地辨别事物了。

■ 讨论：痴呆会全面损伤患病亲人的认知功能。照
护者应该怎么做？

上面我们讲了痴呆会全面损伤亲人的认知功能，回过头
来看这张图【示意参与者回顾认知能力图，念出他们填写出
来的主要的认知能力】——

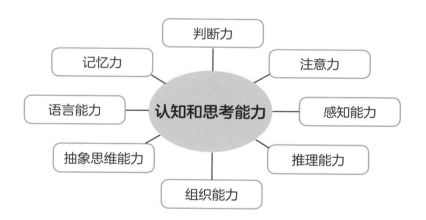

认知功能包括了记忆力、语言能力、判断力、注意力、
抽象思维能力、推理能力、组织能力，感知能力等。这些能
力都会逐渐被痴呆所摧毁。

当患病的亲人发生这些问题的时候，我们应该怎么
做呢？

我们在医院举办的患者家庭俱乐部，认得一位阿姨，她的老伴儿被诊断出得了AD。老先生原先是在大学任教，待人接物彬彬有礼；但是得了痴呆以后就发生了很多变化。比如：老先生好像不懂礼貌了。如果有客人来家里，他不会和客人打招呼；客人离开，他也爱答不理的样子，不和对方道别；有时候阿姨带他去院子里遛弯，熟人过来问好，老先生会很直接地说："你是谁？我不认识你。"这样就搞得阿姨特别尴尬。

阿姨有时候会去纠正老伴儿，比如：让他和客人打招呼，让他和熟人问好；但是老先生根本不配合，有时候还和阿姨发脾气，弄得阿姨很苦恼，很怕再和原来的老同事、老朋友交往了。

如果您是这位照顾老伴儿的阿姨，您会怎么做呢？

【鼓励参与者积极参加讨论，并记录大家的主要观点，与正确的方法进行对位】

■ 真正接受亲人得病的事实，不对症状表现进行对错评判

很多家庭照护者，尤其是老伴，几十年相濡以沫的生活过下来，会习惯性地把以前的相处模式带到新的照护生活里面来，而没有完成心理角色的转换。

如果能真正接受自己亲人得病这个事实，在生活中就会少一些对错评判，把这些问题都当成是症状来耐心处理，减少照护中的冲突，让自己的日子也好过些。

一定要记得这句话："在痴呆患者的世界里，已经没有对与错。"

■ 理解亲人的行为举止，予以体谅和支持

是痴呆造成了亲人记忆力下降，忘记了社交礼仪，忘记了以前的熟人到底是谁。如果亲人发生了这些问题，照护者要予以体谅——因为，这些都是疾病造成的，而不是亲人故意的。很多言语行为也不是他/她能控制的。

在这种时候不要批评他/她，不要对外人评判他/她，在客人或熟人面前拉着他/她的手，示意您一直会陪伴他/她，就是很好的支持。

■ 让亲友、邻居了解家里有病人

【先就告知问题进行短时间的调查和讨论——有哪位朋友已经告诉自己的亲友和邻居了？您当时是怎么想的？】

有些家庭照护者对痴呆怀有病耻感，因为在过去的很长

时间，痴呆一直给人"痴痴傻傻""疯了""神经病""精神病"这样的刻板印象。有些家属特别不好意思和别人说我家有个痴呆患者，导致患者和家庭都处在一个孤立无援的境地。

其实，这是从心里拒绝接受亲人得痴呆这个事实。疾病，通俗地说，也是我们生命的一部分，既来之则安之。家属可以坦然地告诉亲友和邻居，家里有位痴呆老人这个事实，这样可以得到更多人的理解和协助。

当您把实情说出来的时候，可能发现，身边不止您一个家庭遭遇痴呆，尤其现在老龄化越来越严重，痴呆已经是全球性的流行病。我们不要沉默，我们有权利得到别人的理解和帮助。

✅ 痴呆对患者其他方面的影响

■ 向参与者介绍痴呆对患者其他方面的影响：行为和心理问题以及身体机能问题

刚才我们分享的内容是痴呆对患者的认知功能造成的影响。遗憾的是，痴呆的影响还远远不止这些。

行为和心理问题

痴呆患者在患病过程中，大多都会出现行为和心理症状。其中，典型的行为症状可能包括：烦躁不安、激越、尖叫、攻击、咒骂、乱藏东西、游荡、不当行为、性失控、跟脚，等等。

心理症状可能包括焦虑、抑郁、幻觉、妄想、猜疑，等等。

这些行为和心理问题会在病程的不同阶段出现，比如，疾病早期就有可能出现抑郁；而激越和攻击，更有可能在疾病中期出现。

总体而言，70%～90%的痴呆患者会出现行为和心理问题。这些问题常常会给照护者带来极大的困扰。如果照护者不能理解和应对这些问题行为，就会造成生活中的很多冲突，患者和整个家庭的生活质量都会变得很差。

我们以后会有专门一次活动，来讨论问题行为。大家对这一块内容有兴趣的话，可以先去阅读《聪明的照护者——家庭痴呆照护教练书》从第140页开始的"应对问题行为"章节。

痴呆患者常见的身体问题

痴呆患者和我们每个人一样，都可能会出现躯体疾病。

痴呆患者常见的身体问题有——感冒发热、跌倒、脱水、便秘、大小便失禁、感染，以及其他老年人常见的身体疾病，比如心血管病、糖尿病、骨质疏松，等等。

痴呆患者的躯体疾病，有可能会导致患者更多的意识混乱和问题行为。而且，痴呆患者没有办法准确描述自己到底什么地方不对劲了，这给照护者增加了更多的难度。

如果患者出现明显的身体机能衰退和认知功能的混乱，请您尽快带患者去医院检查，并接受必要的治疗。

⊘ 阶段小结

■ 总结痴呆的疾病知识和对患者的影响

下面我们一起来进行简单的复习，看看今天我们所了解到的疾病知识，以及痴呆对患者的影响。您的学习手册里有"疾病知识小结"的内容，咱们一边学习，您一边填上关键词。【语速慢一点，给出参与者足够的填词时间】

- 痴呆不是正常衰老的一部分。痴呆是由疾病造成的
- 痴呆是渐进衰退的，绝大多数痴呆都不可逆转
- 导致痴呆最主要的病因是阿尔茨海默病。年龄增长是阿尔茨海默病的第一风险因素。年龄越大，得阿尔茨海默病的风险越高
- 血管性痴呆是导致痴呆的第二大病因。要保护心脑血管系统的健康，减少患病风险
- 诊断应该在专业医疗机构的记忆门诊进行。药物都应该由医师以处方药形式开出
- 目前的痴呆治疗药物都是对症治疗。没有药物能治愈或者逆转痴呆

- 痴呆的发展大致可以分为早期、中期和晚期；疾病也可以分为轻度、中度和重度
- 随着疾病的发展，患者会发生认知功能衰退、出现行为和心理问题，身体也会逐渐衰弱，最后会丧失全部机能，直至死亡
- 认知功能包括记忆力、语言能力、抽象思维能力、判断力、注意力、感知能力、推理能力、组织能力等。而痴呆会逐渐摧毁所有的认知能力
- 总体来说，70%～90%的痴呆患者会出现行为和心理问题。大部分的问题行为会出现在痴呆的中期
- 痴呆患者的躯体疾病，有可能会导致患者更多的意识模糊和问题行为
- 痴呆患者常见的身体疾病主要有：感冒发热、跌倒、脱水、便秘、失禁、感染，以及老年人常见的疾病，如心脑血管疾病、糖尿病、骨质疏松等

✓ 照护和支持痴呆亲人的十大技巧

了解疾病是为了知己知彼，发现问题是为了寻找更好的答案。

从下一堂课开始，我们就要分享很多实用的照护技巧。

不过在这之前，我们先提供给大家这样一份资料——照护和支持痴呆亲人的十大技巧。希望教练书以及这份指南性的技巧，能从现在就帮助到您，把亲人照顾得更好些。

【提示照护者，学习手册中有照顾和支持痴呆亲人的十大技巧】

1. 任何沟通，都从倾听开始

当您认真倾听患者在说话，哪怕他/她的话没什么意义，甚至您压根儿听不清他/她在说什么，但是，只要您认真倾听，在患病亲人的眼里，就好像您在说："您对我来说很重要。我从心里在乎您。"

认真倾听，无论是对痴呆老人还是对正常的老人，都能够很大程度地维持他们的自尊。

痴呆老人可能会一遍一遍重复他们的话。可能他/她说的话，您在此前已经听过好多遍了。这就需要您付出极大的耐心，让他/她表达出来，对他/她来说什么是重要的。您需要仔细倾听，努力去理解他/她的意思，以及背后的感受。

您可能已经注意到，很多老年人喜欢谈论过去发生的事情，那是因为短期记忆已经损伤了，但是远期记忆还能保留的缘故。如果他/她回忆的事情您已经听过很多遍，那就接着耐心地再次倾听吧！

2. 让沟通变得更容易

- 放慢说话的速度，等待他/她的回应
- 说话要简单。一次只说一个意思，句子要短
- 直接说出他/她还能记得的、明确的人或事。比如您在说起某个人的时候，直接说出这个人的名字，而不是仅仅说出"他"或者"她"
- 用手势来帮忙表达您的意思
- 保持微笑。痴呆患者口头表达能力虽然会慢慢丧失，但是他/她仍然能理解面部表情

3. 让亲人保持和外界的接触

不要因为患者认知能力的下降，而中止和他/她的交流，或者让他/她远离社交。

您可以经常告诉他/她，咱们家最近有什么有趣的事情，老邻居或者老朋友有什么新鲜事儿。找到可以分享的话题，安排一些愉快的家庭活动。

老年人，包括痴呆患者，尤其是早期的患者，并不像很多人想象的那么脆弱。过度保护他们，可能会让他们觉得被冷落和隔离。

4. 令人安慰的抚触

抚触不一定总是合适的。比如，如果一个不熟悉的人突然来碰我们，我们会感觉非常不自在，甚至会有敌意。

但是，如果患者是您很亲近的家人，那么抚触就是一种可能被接受的交流方式，甚至是一种非常强大的情感连接方式。

比如，当您轻轻地但是坚定地牵住他/她的手，就能建立起来感情的交流，而且表达出您对他/她的肯定和支持。再比如，轻柔的按摩可以让患者感觉放松和安心。有时候，轻轻抚摸他/她的脸，也能传递温柔和爱意。

总之，在任何情境下，您对待患者的方式，都要充满尊敬和体贴。

5. 允许患者有心情不好的时候

我们每个人都会有心情不好的时候，何况是痴呆老人。

如果患者不希望您跟他/她说话，转身离开你，或者直接和您说"不"，不要去强迫他/她一定要和您说话。您可以告诉他/她自己会离开一下，然后暂时回避一下。

很多时候，痴呆患者心情不好，不一定是针对您这个人，而是因为他/她的世界已经模糊了，他/她不知道该如何反应，或者感觉自己已经没办法应付了，所以您看到的就是他/她表现出的不高兴。

有时只要您离开、自己去休息一会儿，然后再回来尝试和他/她接触，可能就会有所改变。

关于痴呆，还有很多是我们不知道的。有些时候，痴呆患者的行为确实难以解释。但是，善意和耐心，永远是最重要的工具，应给痴呆患者持续的安慰和支持。

6. 鼓励患者回忆

当您照顾的亲人还能保有过去的记忆时，那就和他/她聊聊他/她过去的生活，以及他/她的成就吧。

有的时候，听患者一遍一遍讲您听过很多次的事情，难免会有不耐烦。不过，当您了解，回忆过去实际上是患者在和疾病做艰苦的抗争、留住他/她生命里最有意义的记忆，您就会对他/她赋予更多的同情和耐心。

7. 不要急着给出意见

我们大多数人都不是那么真正欢迎不请自来的意见，痴呆患者也不例外。

在和痴呆患者对话的时候，着急告诉患者"您应该这样做""您应该那样做"，并不会有什么帮助。

相反，如果某些事情他们还能保有记忆——比如回忆他们年轻时候发生过的特别有意思的事儿，或者，某些事情他们还有兴趣——比如做饭、听音乐，那您可以多听听他们的意见，问他们一些也许还能回答的简单的问题，表达您的尊重。

8. 理解和认可患者的感受

痴呆患者由于认知功能下降，他们眼中的世界，他们对事情的反应和感受，就会和常人有很大的不同。

比如，有的患者会说家人偷了自己的东西；有的人明明在家里，却闹着要回家；有的会和外人抱怨自己家人照顾不周，等等。

在这种时候，照护者要做的绝对不是去讲理或争辩。要理解患者这些异常言语背后的感受——他/她是不是缺乏安全感？是不是需要抚慰？

通常，患者可能只是需要有同理心的耳朵，来倾听他/她的感受。如果他/她感觉到您能明白他/她的感受，就会平静下来，而您也可以转移话题。

9. 找出您能和他/她一块儿做的事情

随着患者认知能力的逐渐衰退，他/她的生命会变得支离破碎。但这并不意味患者从此就要过一种孤立和封闭的生活。要鼓励患者参与家庭的生活事务，多找出些您能和他/她一块儿做的事情，并且要保持和其他亲朋好友的往来。

10. 与专业人员交流

随着痴呆的发展，您会发现，您一个人可能已经照顾不过来了。这时候，您可能会雇居家养老护理员或者保姆，也有可能把亲人送到养老院去。

如果有这些新的照护力量的介入，您需要花时间和他们交流，让他们多了解您患病的亲人，比如他/她的生活习惯，文化背景；他/她都喜欢些什么；什么事儿能让他/她觉得愉快，什么事儿可能会让他/她不高兴，等等。这些交流和分享能帮助新的照护人员为您的亲人提供更个性化的照顾。

如果您在照顾亲人的过程中，感觉有些事情您应付不来，比如患者出现一些问题行为，您不知道怎么样来应对，那么您可以寻找专业的帮助，包括但不限于寻找社区服务的支持、与其他照护者分享，必要时带患者就医，等等。

永远要记得，您不是一个人在面对痴呆。

☑ 开放讨论

- 询问大家对今天的课程有什么问题
- 引导和鼓励照护者和辅导员、照护者之间的交流，启发他们的思考
- 记录参与者关心的主要问题

✓ 家庭作业

- 为参与者布置家庭作业
- 对每项家庭作业进行说明

今天回家以后，您需要花时间做的家庭作业有以下内容——

1. 复习
   - 浏览您今天的笔记
   - 熟悉"照护和支持痴呆亲人的十大技巧"
2. 填写照护日记
3. 下一课的预习和准备

    下一堂课我们要讲和痴呆老人建立有效沟通的实用技巧。请您预习《聪明的照护者——家庭痴呆照护教练书》中的以下内容——
   - 第69页　改变和她的交流方式
   - 第105页　调整和她的交流方式
   - 第177页　小结：顺势而为，从容面对
4. 案例讨论准备

    观察或回忆您所照顾的亲人已经发生过、您感觉比较棘手的沟通问题，把您的问题写下来，带到下节课分享和讨论。

5. 下一次团体辅导安排：
　　📅 时间：＿＿＿＿＿＿＿＿＿＿＿
　　📍 地点：＿＿＿＿＿＿＿＿＿＿＿

⊘ 结束

■ 宣布这次支持团体活动结束
■ 感谢大家的出席和积极参与，期待下一次再见
■ 留出时间，与参与者交流
■ 填写活动回顾记录表

本单元附表1

早期征兆发现记录表

姓名	关系	典型征兆	疾病阶段

姓名	关系	典型征兆	疾病阶段

本单元附表2

活动回顾记录表

项目	评估
教程内容	☐ 痴呆的挑战 ☐ 痴呆的定义 ☐ 导致痴呆的主要病因 ☐ 药物治疗 ☐ 疾病的发展和各阶段的照护要点 ☐ 痴呆对患者认知功能的影响 ☐ 痴呆对患者的其他影响 ☐ 照护和支持痴呆亲人的十大技巧 ☐ 讨论参与度 ☐ 互动积极度

改进意见
1
2
3

参与者重点问题
1
2
3
4
5
6

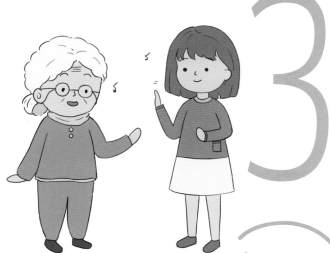

3

第三单元

与患病老人建立有效沟通

痴呆患者常见的沟通障碍

建立有效沟通的基本方法

学习和实践"认可疗法"

本单元辅导任务

- 了解参与者家庭作业完成情况
- 导入"快乐一刻"分享
- 引导参与者翻到本单元学习手册
- 传授本单元的知识点
- 让参与者积极参与支持团体的分享、讨论、情景模拟
- 布置家庭作业
- 完成培训后的工作回顾

本单元辅导流程

- 欢迎参与者分享：阅读各自照护日记中的"快乐一刻"
- 痴呆患者常见的沟通障碍
- 建立有效沟通的基本方法
- 学习和实践"认可疗法"
- 开放讨论
- 布置家庭作业
- 结束

✅ 欢迎

- 向参与者问好
- 分享"快乐一刻"

大家好，很高兴又和大家见面啦。

我们今天活动的主题是"与患病亲人建立有效沟通"。在这个主题开始之前，我们先请您打开自己的"照护日记"，找到您记录的"快乐一刻"，选一个您最愿意和我们分享的快乐一刻，大声念给大家听吧！【指定从某个参与者开始，或选择参与者中已经跃跃欲试者开始分享。尽量让每个人都有发言机会】

谢谢大家把自己的故事念给大家听。以后每次咱们的活动开始的时候，都会请大家来分享这一周里面，您感受到的"快乐一刻"。照顾痴呆患者真的不容易，我们衷心祝愿大家，在未来漫长的照护生活中，每天您都能多发现一点"快乐"，高高兴兴地过好每一天。

- 说明本次活动的主题
- 了解参与者对本课的预习情况

今天咱们的活动主题是，"与患病亲人建立有效沟通"。【请助手引导大家翻阅本单元学习手册】

上次聚会结束的时候，我给大家布置了家庭作业，请大家阅读《聪明的照护者——家庭痴呆照护教练书》里面，与"沟通""交流"有关的内容，大家回去以后都看了吗?【了解参与者的预习情况，利用本单元附表1，记录参与者中表现比较认真或有信心的，可在活动中更多地带动】

痴呆老人常常会有不同程度的沟通问题。随着病情发展，他们用语言与人交流的能力会明显下降，表达他们真实需要的能力也会越来越差。

而且，在很多时候，一旦沟通受阻，往往就会诱发行为问题，从而增加照护难度。

您觉得照顾痴呆患者最重要的技巧是什么，是生活方面的照顾呢（比如吃喝拉撒睡的照料），还是怎么样去应付患者的精神行为问题呢？

大家说的都很有道理，实际上最重要的技巧，在于沟通。沟通之所以重要，是因为它是所有照护工作的基础。因为，作为照护者，如果我们没有办法和患者建立起来新的、有效的交流方式，我们就很难理解患者到底要什么，患者也不明白我们到底要干什么，这样，患者就没法很好配合我们的照护工作，会引发很多很多的问题。

所以今天，大家就在一起学习和掌握与痴呆老人建立良好沟通的非常实用的技巧和方法，为今后的照护工作打好基础。

⊘ 痴呆患者常见的沟通障碍

■ 邀请参与者分享自己和亲人发生的交流问题

我们现在先请大家聊聊，您现在和您照顾的亲人，有没有发生过交流上的困难？【可利用附表2进行记录】

■ 常见的沟通障碍

在学习手册里，我们列出了痴呆患者常见的一些沟通障碍，您可以对照您所照顾的亲人，看看他/她是不是已经发生了这样的问题。如果已经发生了，您可以在您的手册上打个勾。【带动参与者一个一个过，打勾】

- ☐ 找不到合适的词来表达自己的意思
- ☐ 交流速度缓慢，有的时候会中断
- ☐ 交谈的时候，跟不上别人的思路，您说东，他/她说西
- ☐ 话说了一半，却想不出来接下来该说什么
- ☐ 难以理解别人说话的意思
- ☐ 难以清楚地表达自己的想法
- ☐ 长时间谈话时难以专注，很容易转移注意力
- ☐ 容易受到周边噪音的影响，比如，电视、电话、孩子的嬉戏等，没有办法专注于谈话本身
- ☐ 重复提问，或者反复讲述同一个故事
- ☐ 有时候，说话会不假思索地冲口而出
- ☐ 对交谈者说话声音的音量、腔调非常敏感
- ☐ 因为沟通受阻而逐渐沉默，不爱说话

□ 因为沟通受阻而发脾气，埋怨是别人造成了这种
问题
□ 叙述的事情是不真实、不正确或者压根不存在的
□ 语言变得很简短，用词丢三落四
□ 说话含混不清，令人难以理解
□ 无法说话，交流只能依靠几个简单的词儿和手势

【询问参与者，都打了多少个勾。了解最多的和最
少的。】

■ 引导参与者理解痴呆患者的沟通问题

痴呆患者会出现这么多的沟通问题，那到底是什么造成
的呢？

1. 痴呆损伤了亲人的沟通能力

■ 痴呆让患者的短期记忆受损，导致他/她很难跟得上
和别人的谈话
■ 痴呆导致患者的注意力下降，很难专注在谈话上
■ 痴呆导致思维混乱，引起沟通障碍
■ 痴呆也导致患者的心理和情绪容易波动，一旦沟通
遇到挫折，就会容易引发情绪问题，甚至引起更激
烈的行为问题，比如骂人，打人

2．沟通不畅也有照护者的因素

请您想一想，沟通不畅，有没有我们照护者的因素呢？事实是有的。比如说——

- 说话速度太快，患者跟不上
- 说的话太复杂，把患者搞糊涂了
- 态度不耐烦

  对于痴呆患者来说，和人交流已经是一件很辛苦的事情。他们可能需要绞尽脑汁地去想一个能表达他们意思的词，可是，想半天也还是说不出来。如果照护者不能理解痴呆老人的沟通能力已经受损，就有可能变得不耐烦，总是期待他们能赶紧说出来"到底想要什么"。但是，痴呆老人真的已经做不到了。

- 和患者较真

  因为患者有时候说的、做的在正常人看来可能是错的，有的照护者就去纠错，结果就会让患者感觉很沮丧，甚至会激怒他们。

痴呆损害了亲人的沟通能力，这是我们无能为力的；我们只能从我做起，改变和亲人的交流方式。

所以，在"学习手册"里，我们也为大家提供了一道思考题——

您和患者发生交流障碍的时候，有没有您自己的问题？当时的后果是什么？以后您会怎样改进呢？

✅ 建立有效沟通的基本方法

- 检查参与者的预习情况
- 用参与者自查的方式，以较快的速度了解有效沟通的基本方法

【回顾参与者预习的情况】

现在，我们先快速地浏览一下和痴呆老人建立有效沟通的基本方法。我们相信，这些方法您在生活中可能已经开始应用了——比如，耐心倾听，细声慢语地和他/她讲话，保持友好的身体语言，等等。

所以在学习手册里，我们为您提供的是一个表单。咱们一边浏览，您一边把您已经做到的打个勾儿。我们希望，随着您照顾亲人的经验越来越丰富，您在这上面打的勾也越来越多！

有效沟通方法自查表

编号	方法	我能做到！
1. 接近患者，建立友爱的关系		
1-1	总是从正前方接近他/她	
1-2	保持眼神的接触	
1-3	亲切地称呼他/她	
1-4	说话的语气很温和	
1-5	语速比较慢，好让他/她能听清楚	
1-6	说话音量合适，声音大到让他/她能听到，但也不会因为过大而吓到他/她	
1-7	保持友好的身体语言，保持微笑，不在他/她面前交叉双臂	
1-8	抚触、搀扶、引导，动作温和，让他/她放松，并且感受到我的善意	
2. 更好地倾听		
2-1	总是从正前方接近他/她	
2-2	他/她想和我说话的时候，我会停下手里的事情，面向他/她，耐心仔细地听	
2-3	留给他/她充足的时间，让他/她能够从容地表达自己的意图	
2-4	我不会表现出不耐烦，或者催促他/她快点说	
2-5	如果他/她说不出来某样东西，我可以请他/她指给我看	
2-6	一旦搞明白他/她的意思，我会向他/她微笑点头，鼓励他/她	
2-7	如果他/她用错了词儿，或者不能找到一个合适的词语来表述，我会尽量猜一下他/她想说什么	
2-8	如果我猜到他/她想表达哪个词，会问问他/她是不是想说这个词。但我不会抢话，不会让他/她感觉不舒服	

续表

编号	方法	我能做到！
2-9	注意观察他/她的身体语言，揣摩他/她试图表述的意图或感受	
2-10	如果他/她表现出着急或者烦躁，我会告诉他/她，别着急，没关系的！	
3. 更好地表达		
3-1	说话的声音合适，语速放慢，让他/她能听清楚	
3-2	语调保持亲切温和	
3-3	说话的时候，我会用眼睛一直友善地看着他/她	
3-4	说话要简单，一次不会说很多内容，好让他/她能跟上	
3-5	使用简单、容易懂的词，好让他/她理解我的意思	
3-6	不使用抽象的字眼	
3-7	留给他/她充足的时间去理解我的话，并且做出回应	
3-8	如果他/她没办法理解我说的某样东西，我会直接指给他/她看	
3-9	一次只问他/她一个问题，然后耐心地等待他/她的回答	
3-10	如果我已经和他/她说过一遍，但是他/她没听明白，那么，我会耐心地重复说给他/她听，并留给他/她更多的反应时间	
3-11	交谈的时候，我会留心观察他/她的注意力。如果发现他/她分心了，我会轻拍他/她的手臂或后背，让他/她把注意力重新集中到我这里来；或者，干脆带他/她去做点别的有意思的事儿	

⊘ 学习和实践"认可疗法"

■ 引起参与者的兴趣，从基本技巧转向高级技巧的
学习

好，刚才咱们一起，一边自查，一边了解和痴呆亲人建
立有效沟通的方法。

当您自查的时候，您可能有这样一个感觉——这些做起
来好像并不难呀，只要多一点爱心，多一点耐心，多一点包
容和体谅，我就可以做到了！

的确，刚才咱们看到的一条一条的技巧，都是建立有效
沟通的基本方法。教练书上有详细的说明，很多网站也都能
找到类似的内容。但是，既然大家能在一起参加支持团体，
我们就要来学习一些实用的高级技巧，大家说好不好？

■ 通过了解参与者，引出"认可疗法"的背景

【回顾参与者预习的情况】大家在预习的时候，有没有
在教练书里看到这个名字"认可疗法"？

【如果有参与者确认预习，可请对方谈谈他/她对认可疗
法的印象】您对"认可疗法"有什么印象？

认可疗法的背景

认可疗法是德国社工纳奥米·费尔从20世纪80年代开始创建的，适用于有认知功能障碍的老人。近40年来，认可疗法已经在美国、加拿大、欧洲、日本和澳大利亚等超过10 000个的老年护理机构得到应用，让很多老人以及他们的照护人员从中受益。

认可疗法也在国内做过一些培训，从一个全新的角度来启发我们怎么和痴呆老人建立沟通，能帮助我们解决生活中的很多问题。所以，我们就在咱们的家庭支持团体活动里分享一些吧！

认可疗法是什么？

认可疗法是一种与有认知障碍的老人进行沟通，并且为他们提供帮助的方法。这是一种很实用的工作方法，有助于降低患者和照护者双方的压力，维护患者的尊严，促进患者的幸福感。

■ 通过案例讨论，让参与者初步了解"认可疗法"

我们现在先进行一个案例研究，帮助大家更形象地理解认可疗法是怎么回事儿。

【学习手册中提供案例和备选答案】

> 老尹（尹奶奶），88岁。她60岁的女儿小丽在照顾她。
>
> 随着病情发展，尹奶奶有时候脾气会变得很不好，常批评小丽："你怎么现在这么胖，这么难看啊！"而且坚持说小丽就是她的妹妹红妹。
>
> 可事实上，红妹已经去世很多年了。红妹和尹奶奶小时候一起长大，感情很好；她去世的时候尹奶奶曾经很伤心，难以接受红妹已经过世的事实。

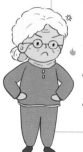

如果您是小丽，您会怎么做呢？【请参与者选择答案】

1. 耐心告诉尹奶奶："您弄错啦，我是您的女儿小丽，不是红红阿姨；红红阿姨已经去世好久了！"
2. 轻言细语地告诉尹奶奶："您说的对，我是红妹，我比过去是胖了好多！"

【了解那些参与者的选择】

好，现在咱们就根据您的选择，来表演一下吧！我来扮演尹奶奶！

【选择（1）的情景模拟】

辅导员：你怎么现在这么胖，这么难看啊！

参与者：您弄错啦，我是您的女儿小丽，不是红红阿姨；红红阿姨已经去世好久了！

辅导员表现得很悲伤：红妹没有死，你骗我啊！你是谁？你为什么说她死了？你明明就是她啊！

【选择（2）的情景模拟】

辅导员：你怎么现在这么胖，这么难看啊！

参与者：您说的对，我是红妹，我比过去是胖了好多！

辅导员安静下来，但是，用不信任的眼光看参与者，然后默默走开，喃喃地自言自语："其实她不是红妹。她在哄我。别以为我不知道。"

【辅导员点评】

显然，这两个方法都有问题。

选择第一个，告诉尹奶奶她搞错了。可是，您要知道，尹奶奶的大脑已经受损，她没有办法再辨别过去、现在和将来。因为她想念妹妹，所以她可以回到过去，看见自己的妹妹红妹。尹奶奶也无法接受红妹已经去世。她埋葬了这一事实。谁也无法说服她。

如果我们去和尹奶奶说理，哪怕我们态度再好，语气再温和，痴呆老人也只会更加迷糊和悲伤。她可能把自己封闭起来，不愿与人交流；也可能因为小丽指出的自己的错误而羞恼，使她俩之间的关系可能更加恶化。

选择第二个，给尹奶奶一个善意的谎言，暂时让尹奶奶平静下来了，可是结果呢，尹奶奶的内心是知道的。她知道红妹已经去世了，只是她不愿意接受这个事实。

因此，不到万不得已，不要对痴呆老人说谎话。因为痴呆老人可以同时生活在几个层面，有些层面是模糊的，有些层面是清楚的，只是不愿意去面对。如果您说谎，尹奶奶看上去平静了，但是她知道哪里不对，她将不再信任您。

【引导参与者讨论：还有没有别的办法呢？】

大家看看，除了刚才两个并不成功的方法，还能想出别的法子吗？有哪位想试一试？

【认可疗法的实践。最好由辅导员和助手再次按照认可疗法来演示给大家看】

认可疗法实践者的做法是：

1. 冷静下来，不要因为尹奶奶错认了自己、批评了自己而难过，更不要生气。是疾病导致了这种状况，不是妈妈愿意的。

2. 肯定尹奶奶的感受。她想念红妹了。她怀念幼时和妹妹在一起的快乐和亲密。她把女儿当成红妹，希望重温幼时快乐的回忆。这是她感受自己还活着、生命还有一点意义的方式。

3. 倾听和交谈。"妈妈，红红阿姨漂亮吧？""您小

时候都和她玩儿些什么?""您最喜欢她哪一点
呢?""我长得像她吗?"

尹奶奶会因为可以聊一聊红妹而感到很安心。如
果您能认真倾听,并且帮助尹奶奶尽可能说出
她要说的话,那么一段时间之后,尹奶奶可能会
说:"红妹已经去世了。你有一双好看的眼睛,
你和她长得一模一样。"

■ 向参与者解释,认可疗法的沟通技巧

认可疗法的沟通技巧

通过刚才这个情景模拟,大家可以看出,"认可疗法"
有这样几个要点——

1. 保持同理心,尝试用老人的眼睛来看世界。这
   样就能感受他们的处境,理解他们有时候表现
   出来的奇怪的言语和行为的含义;

2. 尊重和关注患者的感受,而不是事实本身。神
   奇的是,当患者感受到被尊重和体谅时,和照
   护者之间的信任关系就建立起来了。

3. 提供痴呆老人一个表达的机会。患者已经不能
   真实可靠地表达自己的感觉和需要,但是,他

们依然渴望表达，渴望得到别人的关注和倾听。
认可疗法就是一种特殊形式的聆听。照护人员
要做到的是耐心细致、不评判对错，并且对老
人表达的感觉持开放态度。

当患者的痛苦、焦虑、悲伤等负面情绪能够通
过表达而宣泄出来，他/她的痛苦感就会减轻；
相反，如果照护者忽视甚至压抑了患者的表
达，痛苦感就会被加重，甚至引发更严重的行
为和心理问题。

4. 接受痴呆老人现在的模样。不要尝试去改变他
们，而是尝试去理解和帮助他们，满足他们所表达
的需要。照护者要永远记得，"在痴呆患者的世界
里，已经没有对和错"。"接受，而不是去改变"，
这将有效减少未来照护工作中出现的很多摩擦。

5. 不要任意哄骗老人。有认知功能障碍的老人可
以活在多个知觉层面上，而且经常并存。就像
刚才情景模拟的例子，尹奶奶既觉得眼前的人
是妹妹红妹，又在另一个知觉层面上，意识到
这个人不是红妹，而是别的亲人。

因此，对于认可疗法的实践者来说，他们不会对老年人
说谎，就因为他们了解在某些层面上，老人其实知道真相是
什么。

■ 认可疗法的效果，鼓励参与者实践

认可疗法的效果

多年的临床实践已经证明，痴呆老人虽然认知功能受损，但是仍然能够对认可疗法做出积极的反应。虽然老人可能每天都会有波动，但是长期来看，认可疗法可以对患者起到这样的效果——

- 患者可以更多地进行语言和非语言的交流
- 患者常常可以更多、更好地参与日常活动，减少离群的情况
- 患者表达的不安、焦虑、愤怒等负面情绪减少
- 患者哭泣、走来走去、敲打东西的次数减少
- 有的患者会恢复一些幽默感
- 患者时间、空间定向能力的衰退会减慢
- 患者对现实的知觉得以改善，虽然这并非是认可疗法的目标
- 患者的自我价值感得以提高
- 患者表现出更好的行为控制能力

而照护者也能从认可疗法中受益——

■ 在照顾痴呆患者的工作中，感觉到自己处理困难状况的能力有所提高，挫折感降低

■ 和患者的冲突减少了，自己身心疲惫的感觉也就减少了

■ 有更多的成就感和满足感

■ 再练习一次！——情景模拟练习

下面咱们再来看一个案例，和刚才一样，看看咱们用什么样的方法来安抚孔奶奶。

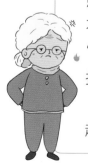

（老孔）孔奶奶，90岁的阿尔茨海默病患者。丈夫早年过世。林萍是她的女儿，负责照顾母亲。

孔奶奶经常藏东西。她自己把相册和首饰都藏起来，然后指责女儿扔掉了她的宝贝东西。林萍好不容易找到了照片和首饰交还给孔奶奶，孔奶奶却很不高兴，一边看照片和首饰一边嘟囔："你怎么知道它们在哪儿的？一定是你扔掉了它们，又从垃圾桶里捡回来了！"

第二天，孔奶奶又把相册和首饰藏起来了。

如果您是林萍，您会怎么做呢？

- "妈，是您自己把东西藏起来了！我可没拿您东西！"
- "妈，您看，您把相册和首饰都藏在厨房的柜子里了，我就是在这儿帮您找到的！"
- "妈，您放心，我自己有首饰，不会拿您东西的。咱们一块儿去找找吧。"
- "好好好，是我放错地方了，现在我把这些东西还给您，您放在抽屉里，就不会丢了！"
- "嗯，是我拿了您的首饰去用了，没和您打招呼。对不起妈妈，以后我不会拿了，您别生气，也别担心了！"

【提示参与者：您还有没有别的办法呢？鼓励大家尝试，并说出理由】

■ 点评

上面五种选择，都不是认可疗法实践者的选择。

我们先来看前三种选择。告诉妈妈您没拿她东西，或者直接告诉她把东西藏哪儿了，很容易引起妈妈和您产生争论。因为在无意识的知觉层面上，她知道您是对的。她自己把珍贵的东西藏了起来，但是不愿意承认。而用藏宝贝的方式，表达她的失落感。她的相册和首饰象征着她已经失去的东西——她的青春，她的爱人。她感觉自己好像被扔到了垃圾桶里。她指责别人扔掉了属于自己的东西，因为她无法对发生在自己身上的事情负责。她的指责，是为了发泄自己因为失去生命中很重要的东西的愤怒。如果没有人去倾听她的话，她的指责会越来越多。

而后面两种选择，是采取了"治疗性谎言"，同意了妈妈对自己的指责。

可是，如果我们真的这么做了，妈妈可能会安静一段时间，但是她将不再信任您，因为在某个意识层面，她知道您在说谎，您是为了让她安静下来而认了错。她内心深处的感受，您并没有听到。她的情绪还是需要一个宣泄的出口。您的认错，其实堵住了这个出口。结果很可能是，在这之后她还是会把东西再藏起来。

认可疗法实践者的做法

认可疗法的实践者会这样尝试着来做——

1. 理解她的感受。她担心变老，不得不依赖他人，她担心面对孤独和死亡。她所说的相册和首饰，象征着她的青春，她的爱人。对这一切您要采取理解和同情的态度。

2. 采用认可方法和她交流：

■ "您的相册找不到了是不是？"——肯定她的"失去"。

■ "您最喜欢哪张照片呢？""——结婚那张是吗？""妈妈，您结婚的时候多大呢？"爸爸当时多大呀？""您怎么认识爸爸的呢？"——帮助她回忆生命中曾经美丽的岁月。

■ "您最喜欢哪件首饰呢？""那串珍珠项链一定很美吧！""是谁送给您的呢？""是爸爸送您的呀！""爸爸待您真好！"

如果您能真心倾听，并且传递出您的感同身受，渐渐地，患者会告诉您她失落了多少东西。有些话您可能听得明白，有些话可能您听不太明白。但这不要紧。重要的是，您要倾听她的表达，肯定她的感受。

如果您每天采取这些技术，每次大约10分钟，并且持续3周左右的话，患者的悲伤会逐渐减轻。她不会再常常藏起东西。虽然她的疾病不会好起来，但是至少，她现在不会像先前那样恐惧和愤怒了，而且，她和您在一起的时候会感觉很安全，因为您的倾听、理解和认同，获得了她的信任。

✅ 开放讨论

- 询问大家对今天的课程有什么问题
- 引导和鼓励照护者和辅导员、照护者之间的交流，启发他们的思考
- 记录参与者关心的主要问题

✅ 家庭作业

- 为参与者布置家庭作业
- 对每项家庭作业进行说明

今天回家以后，您需要花时间做的家庭作业有以下内容——

1. 复习
   - 浏览您今天的笔记
   - 熟悉"建立有效沟通的基本方法"，应用到生活中去
   - 熟悉"认可疗法"，尝试运用它，尤其是当您感觉亲人发生沟通障碍的时候

2. 填写照护日记

3. 下一课的预习和准备

下一堂课我们分享怎样为痴呆老人提供日常生活照护。希望您预习《聪明的照护者——家庭痴呆照护教练书》中的以下内容——

- 第72页　　关心她还喜欢做什么，还能做什么
- 第115页　日常照护

4. 案例讨论准备

写出您感觉比较棘手的生活照料问题，带到下节课分享和讨论。

5. 下一次团体辅导安排：

📅 时间：_____

📍 地点：_____

⊘ 结束

- 宣布这次支持团体活动结束
- 感谢大家的出席和积极参与，期待下一次再见
- 留出时间，与参与者交流
- 填写活动回顾记录表

本单元附表1

参与者预习情况记录表

姓名	关系	是否预习教练书内容	是否准备案例

姓名	关系	是否预习 教练书内容	是否准备案例

本单元附表2

参与者特色案例记录

姓名	关系	沟通案例

姓名	关系	沟通案例

本单元附表3

活动回顾记录表

项目	评估
教程内容	☐ "快乐一刻"的分享度 ☐ 痴呆患者常见的沟通问题及原因 ☐ 建立有效沟通的基本方法 ☐ 学习和实践"认可疗法" ☐ 讨论参与度 ☐ 互动积极度

改进意见
1
2
3
4

参与者重点问题
1
2
3
4
5
6

4

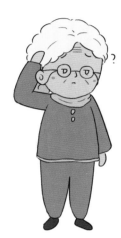
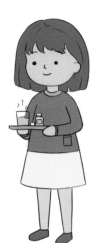

第四单元

患病老人的日常
生活照护

日常照护的重要原则

常见的生活障碍和照护方法

本单元辅导任务

- 了解参与者家庭作业完成情况
- 导入"快乐一刻"分享
- 引导参与者翻到本单元学习手册
- 传授本单元的知识点
- 让参与者积极参与支持团体的分享、讨论、情景模拟
- 布置家庭作业
- 完成培训后的工作回顾

本单元培训流程

- 欢迎·参与者分享：阅读各自照护日记中的"快乐一刻"
- 日常照护的重要原则
  - — 关注患者的能力和长处，引导患者参与日常事务
  - — 提供熟悉的生活环境，安排有规律的作息
  - — 多为自己和患者创建成功
- 常见的生活障碍和照护技巧
  - — 痴呆患者常见的生活障碍
  - — 情景模拟
  - — 生活障碍照护的技巧
  - — 复习：案例讨论
- 开放讨论
- 布置家庭作业
- 结束

⊘ 欢迎

> ■ 向参与者问好
> ■ 分享"快乐一刻"

大家好，很高兴又和大家见面啦！

我们今天活动的主题是"患病亲人的日常生活照护"。在这个主题开始之前，我们先请您打开自己的"照护日记"，找到您记录的"快乐一刻"，选一个您最愿意和我们分享的快乐一刻，大声念给大家听吧！【指定从某个参与者开始，或选择参与者中已经跃跃欲试者开始分享。尽量让每个人都有发言机会】

谢谢大家！

> ■ 说明本次活动的主题
> ■ 了解参与者对本单元的预习情况

痴呆患者和我们正常人一样，每天要经历起床、梳妆、吃饭、休闲、锻炼、上厕所、洗浴、睡觉等日常生活。但是，由于痴呆的影响，患者的生活自理能力会逐渐下降。我们正常人做起来得心应手的事情，患者做起来就会遇到很多困难。

痴呆患者的生活品质，直接取决于日常生活中的每一件小事。今天，我们就来分享，在日常生活照护中需要注意的以人为本的重要原则，以及怎样帮助患病的亲人去解决一些生活障碍。【请助手协助参与者翻到本单元学习手册】

【学习手册提示的学习目标】

1. 日常照护的重要原则
2. 常见的生活障碍和实用照护技巧

⊘ 日常照护的重要原则

■ 通过案例讨论，向参与者讲解第一个原则：关注患者的能力和长处，引导患者参与日常事务，尽量延长自理生活的时间。

案例讨论　孝顺的儿媳

我们先来讨论这样一个案例。

张奶奶是小方的婆婆，今年70岁了，刚刚被诊断出来得了轻度痴呆。

张奶奶和小方夫妇一起居住，张奶奶的儿子是某公司总经理，工作繁忙，小方不用上班，每天在家打理家务，对婆婆一直非常孝顺，婆媳感情也很好。于是小方就承担起照顾婆婆的责任。

如果您是小方，您会怎样照顾患病的婆婆呢？

好，现在请您选择您认为正确的照顾方式。提示一下，这是可以多选的。

> ☐ 婆婆年纪大了，应该享享福，何况还生病了，我更应该好好照顾她。从早到晚，一切生活起居我都会仔细照看，不劳婆婆动手了。
> ☐ 婆婆得了痴呆，我以后就在家里好好照看她，轻易不让她出门，否则太危险了。
> ☐ 婆婆现在只是轻度痴呆，很多事儿她其实还能自己做，我平时留心一点，她需要帮助的地方我尽力处理好就是了。
> ☐ 婆婆得痴呆了，以后我要多花点时间陪陪她，看看她还记得什么，还能做什么。

【了解参与者的选择情况，并请大家谈谈选择的理由】
　■ 点评 – 选择1 – 不劳婆婆动手了

受中国传统文化的影响，我们或多或少可能都有这么一个观念，就是让老人家做事儿是不孝的行为，何况老人已经生病了，更应该得到无微不至的照顾。像小方这样的儿媳，可能还有一种心理负担，就是作为媳妇，如果还让生病的婆婆去自己做事，会不会有点"大逆不道"！

其实，家庭照护者，有的时候要把自己身为亲人的角色剥离一下，从患者的病情和未来的生活去考虑问题。

痴呆会夺走患者某一部分的能力，但是，患者仍然会保

留很多其他能力，尤其是在疾病的早期阶段。【如果支持团体参与者大部分是早期患者的家属，更要强调这一点。】

失去的能力已经无法恢复，但是，我们要善于鼓励患病的亲人，发挥出那些还没有退化的能力，比如穿衣服、刷牙洗脸、洗澡、吃饭，等等。他们在做这些活动的时候，我们只要在一旁协助就行了。否则，如果我们全权代劳，患者的能力很有可能退化得更快。患者越来越丧失生活信心，而您的照护负担和压力也会越来越沉重。

从临床实践工作中观察，我们也发现，家人照顾得太过细致周到，老人的能力反而衰退得更快，家人的照料负担反而更加重了。

还有的家庭是雇用了保姆，或者把老人送去了养老院。有些家属就认为，自己花了钱雇了人，保姆也好护工也好，就应该好好伺候老人，什么都别让他们自己动。可想而知这样的照护结果。

■ 点评 - 选择2 - 轻易不让她出门

老人得痴呆以后，的确需要注意安全问题，但并不意味着老让他/她待在家里。就算得了痴呆，老人仍然需要到户外去活动，参加一些适合他们的社交活动。尤其在早期和早中期的患者，家人要鼓励他们每天安排些有意义的活动，这对保留患者的身体机能、生活能力，改善他们的认知功能和情绪，甚至通过光照改善睡眠，都有很大的好处。

■ 点评 – 选择3和4 – 科学的选择

选择3和4，符合了痴呆照护的一个重要原则，那就是关注患者的能力和长处，引导患者多参与生活事务，尽量延长自理生活的时间。这对早期患者特别重要。

总结：痴呆照护的原则1

我们再强调一遍，痴呆照护的一个重要原则，是关注患者的能力和长处，引导患者多参与生活事务。

不过要提醒您的是，虽然早期患者还保留着很多日常生活能力，但是，他们有时候会意识不到，某些事情做起来是有点难度的，他们可能会做错，或者会被一些细节搞晕了。因此，照护者要注意留心观察、监督早期患者的活动，观察他们哪些事情能做好，哪些事情已经做不好了。在他们需要的时候，及时给予协助。

■ 通过案例讨论，向参与者讲解第二个原则：提供熟悉的生活环境，安排有规律的作息

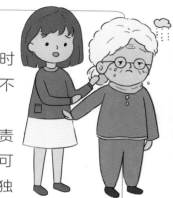

案例讨论

不喜欢新家的李阿姨

李阿姨老俩口和女儿小敏很长时间都分住在不同地方。老伴儿过世不久，李阿姨就被诊断出患有痴呆。

小敏很孝顺，承担起照护责任，把妈妈接到自己家来照顾。可是，李阿姨来了之后，每天不是独自在房内掉眼泪，就是莫名其妙地发脾气，吵着要回家，痴呆症状好像更严重了。

【引导参与者进行讨论】好，大家想一想——

■ 李阿姨为什么不喜欢新家？

■ 有什么办法来改善这种状况？

■ 点评

■ 李阿姨为什么不喜欢新家？

最直接的原因，李阿姨换了长期的生活环境，一下子到了陌生的环境，失去了安全感，诱发了情绪问题。

对于痴呆患者来说，疾病会让他们的认知世界变得逐渐模糊。如果到了一个陌生的环境，更容易让他们感到模糊，感到害怕。而一个熟悉的生活环境，能带给他们安全感，有助于稳定病情，维持他们的日常生活能力。

我们也经常听到来自养老院照护者的反映，说有认知障碍的老人住进来的前两周特别容易"闹"，这和老人对陌生的环境、陌生的人、不一样的起居习惯感到害怕有直接的关系。

■ 遇到这种情况如何处理呢？

尽量把李阿姨住的地方布置得和她原来住的地方一样，这样，李阿姨对新家就有熟悉感了。整个家都布置成原先那样不太现实，但至少可以把李阿姨的卧室布置得和原来差不多。

另外，还可以把李阿姨喜欢的一些居家摆设搬到新家来，比如，相框、工艺品等等。

总结：痴呆照护的原则2

因此，痴呆患者生活照护的又一个重要原则，就是——为患病亲人提供熟悉的生活环境，安排有规律的作息。

痴呆患者非常需要稳定的感觉，因此，为患者安排有规律的生活作息是很有必要的，特别是进入中度病程以后。像起床、吃饭、散步、聊天、锻炼、睡觉，等等，每项活动的时间和方式最好不要经常变动，否则，患者就很容易被搞糊涂。

当患者很清楚地知道下一阶段要做什么，他/她的焦虑感就会减轻，安全感会增强，生活的自主性和独立性得以维持更长的时间。这样，照护者也相应地减轻了工作压力。

现在，您一定可以理解，为什么照护日记里会请您记录每一天重要的活动，也是为了帮助您，以及以后可能来接手的护工、保姆，熟悉老人的生活习惯。

■ 通过案例讨论，向参与者讲解第三个原则：多为患者和自己创建成功

案例讨论 喜欢做菜的孙阿姨

孙阿姨喜欢烹饪，大家都喜欢吃她做的菜。她80岁的时候被诊断出痴呆，最早的迹象就是炒菜丢三落四，放不对食料和调料，有时候还忘记关火，差点酿成火灾。

女儿大林负责照顾妈妈。她知道孙阿姨虽然手脚还算利索，但是进厨房做饭是很危险的，所以就不让孙阿姨进厨房。孙阿姨为此变得非常生气，老是对女儿说，"唉，我老了，没有用了，你嫌弃我是不是？"

【引导参与者进行讨论】如果您是大林，您会怎么做呢？

■ 点评

坦率地讲，痴呆患者的生活能力会逐渐衰退。每天，甚至每个小时，患者都有可能经历失败和挫折。因为有些事情他/她真的已经做不好了。如果我们一直盯着这些失败，那么，漫长的照护岁月会变得没有希望。

另外，很多患者虽然认知功能在衰退，但是他们也需要通过完成一些事情，希望对家人有所贡献，来获得成就感和认同感。

因此，照护者应该为患者创造机会，鼓励他们有所表现。

比如，孙阿姨虽然做不好饭了，大林可以邀请妈妈和自己一起准备食料，请妈妈帮忙做参谋，"监督"自己炒菜；还可以请妈妈来帮忙布置餐桌，摆放碗筷。

在这些过程中，孙阿姨可能会出现洗菜洗不干净、碗筷摆放得不整齐等问题，但这些都不要紧。患者做得对错与否，不应该是照护者首要关注的事情。照护者要关注的是患者参与了家庭生活，在尽力地做着有意义的事情。这就是成功。

总结：痴呆照护的原则3

所以，痴呆患者生活照护的又一个重要原则，就是——多为患者和照护者自己创造成功，让生活多一点快乐和成就感。

让患者感觉生命有意义的另一个好方法，就是多多鼓励和表扬患者。患者做了某件事，不管做得好还是坏，照护者都要以真诚之心赞美他/她、感谢他/她，让他/她觉得有成就感。

分享真实的故事【辅导员可以根据自己接触到的案例进行分享，可提前将案例记录】

【可用视频设备给大家播放实际案例照片】（根据培训点资源选择）

■ 小结　日常照护的重要原则

好，刚才咱们一边进行案例讨论，一边分享了痴呆患者日常照护的三个重要原则。

- 关注患者的能力和长处，引导患者参与日常事务，尽量延长自理生活的时间
- 为患病亲人提供熟悉的生活环境，安排有规律的作息
- 多为患者和照护者自己创造成功，让生活多一点快乐和成就感

接下来，我们看看怎么样为有生活障碍的亲人提供帮助。

✅ 常见的生活障碍和照护技巧

- 痴呆患者常见的生活障碍
- 参与者分享：我照顾的亲人目前遇到的最大生活障碍是什么

痴呆患者的生活能力，会随着病程的发展而逐渐退化。在刚开始的时候，患者的生活能力还能保留得不错，基本不怎么需要他人帮忙；但是到了疾病的中期，就会遇到更多的生活障碍；发展到最后，就需要全面的护理了。

痴呆患者的日常生活障碍主要表现在穿衣、饮食、排泄和睡眠几个方面。在学习手册里我们为大家准备了一份"痴呆患者常见生活障碍"的清单，我们一个一个地来对照一

下，看看这些生活障碍您是不是已经遇到了。

【引导参与者一边浏览一边对照。如果参与者提到的生活障碍在该表中未曾体现，则添加进表单】

痴呆患者常见生活障碍

编号	表现	符合
1. 穿衣		
1-1	不知道穿衣服的顺序	
1-2	不知道应该怎样根据季节、场合，选择合适的衣物	
1-3	穿衣服的动作非常迟缓，穿衣需要很长时间	
1-4	动作不灵活，不知道应该如何穿衣服，比如系扣子或者拉拉链	
1-5	固执地选择穿着某件衣服，甚至拒绝替换	
1-6		
1-7		
1-8		
2. 吃饭		
2-1	忘记怎么做饭，无法给自己准备合适的食物	
2-2	忘记吃饭的时间	
2-3	吃完还想吃	
2-4	拒绝吃东西	
2-5	不知道吃多少食物是合适的	
2-6	不知道什么食物可以吃，什么食物不能吃。某些患者甚至会去吃不是食物的东西	
2-7	忘记餐桌的礼仪，直接去拿别人碗里或盘子里的食物吃	

续表

编号	表现	符合
2-8	容易分心，不能专注地吃饭	
2-9	不知道如何正确地使用餐具。比如，拿不稳筷子，使用小勺也有困难，经常把饭菜掉到饭桌上或地上	
2-10	喝清水、饮料或者清汤的时候，很容易被呛到	
2-11	某些患者则会把食物含在嘴里，不知道要吞咽下去	
2-12	吞咽困难	
2-13		
2-14		
2-15		
3. 排泄问题		
3-1	直接把尿便排在裤子上或床上	
3-2	到处大小便	
3-3	玩排泄物	
3-4	长时间便秘	
3-5	尿失禁	
3-6	大便失禁	
3-7		
3-8		
3-9		
4. 洗澡		
4-1	自己独立洗澡总是洗不干净	
4-2	洗澡时间很长	
4-3	拒绝洗澡	
4-4	拒绝别人帮助自己洗澡	
4-5		

续表

编号	表现	符合
4-6		
4-7		
5. 睡眠		
5-1	夜间起来活动甚至躁动，难以入睡	
5-2	日夜颠倒。白天嗜睡，夜间不睡觉	
5-3	睡眠断断续续，浅睡多，深度睡眠少	
5-4		
5-5		
5-6		

【邀请参与者进行分享，鼓励大家发言，并在本单元附表1进行记录】请您对照一下，您所照顾的亲人，是不是已经遇上了这上面提到的一些生活障碍？您目前遇到的患者最大的生活障碍又是什么？

情景模拟

■ 通过情景模拟，分享生活障碍的照护技巧

现在，我们选一个经常被问及的一个饮食障碍问题，来进行情景模拟。

「从附表1中选择参与者讲述案例」

　　午餐过后才一个小时，张奶奶又嚷嚷说肚子饿，想吃饭，还说从早上起来以后就没吃过东西，抱怨媳妇小方不给她吃东西。

　　事实上，张奶奶不仅吃了早餐和午餐，十点钟的时候还喝了酸奶。但是张奶奶最近总是这样，吵着要吃东西。如果小方不给她吃，她就会生气、骂人，甚至和邻居抱怨，说小方虐待自己。可是，如果没节制地让她吃，张奶奶的健康就会出问题了。这可让小方头疼死了。

【引导参与者进行讨论，鼓励大家发言】大家想一想，为什么张奶奶吃了还想吃？

　　■ 点评

　　张奶奶吃过了饭还想吃，可能的原因是——

- ■ 张奶奶由于记忆问题，忘记自己之前已经吃过东西了
- ■ 由于痴呆对大脑的影响，张奶奶有异常的饥饿

感，因此，就算吃过东西，她也感觉不到自己饱了，于是还想吃东西

■ 食物对张奶奶来说，意味着某种安全感；只要有东西吃，心里会感觉踏实些

【邀请参与者进行情景模拟表演】现在我们就请您来扮演照护者，我扮演吃了还想吃的张奶奶，看看您会怎么处理我这个麻烦吧！

【辅导员表演提示】

■ 如果参与者试图讲理，说服张奶奶她其实已经吃过东西了，张奶奶可以大吵大闹
■ 如果参与者采取转移注意力、聊天等方式，辅导员可以见机配合
■ 如果参与者真的送来吃的东西，辅导员可以吃，但马上要吐出来，喊肚子痛

【讨论】谢谢＿＿＿＿、＿＿＿＿、＿＿＿＿扮演小方。其实，痴呆老人的生活照料需要组合拳，现在咱们就一起开动脑筋，看看都有什么办法来解决吃了还想吃这个问题吧！
【原则：开放讨论，不批评，不讨论】

推荐尝试的方法

- 改变固定的一日三餐，采取少量多餐的方式，避免摄入过多的食物
- 在两餐之间，给吃少量、容易产生饱足感的食物，比如苹果；也可吃低热量高纤维的小食品，如苏打饼干
- 在饭前告诉这顿饭即将吃什么；吃饭的时候耐心陪伴，问每样食物味道如何；饭后也提醒，问他/她刚才吃的东西喜不喜欢，反复加深对进食的印象
- 当提出还要吃饭的时候，耐心重复地要求，表达出关切；询问以前最喜欢吃什么，自己会不会做，以及其他有兴趣的话题——认可疗法的实践
- 温和地转移对吃饭的注意力，带他/她去遛弯，或者参与兴趣活动

谨慎使用的方法

- 温和地提醒张奶奶，她已经吃过东西了，肚子还是饱的
- 如果还能识字或者看懂标记，可制作张贴一个吃饭记录表，每次吃饭以后就在对应部分打个勾，让她能够直观地看到自己已经吃过饭了

小结：生活障碍照护的技巧

刚才我们说过，对付生活障碍需要组合拳。这些组合拳是什么呢？

■ 观察和思考　是什么导致了患者的生活障碍？

■ 理解、体谅和认同　上一课咱们讲了认可疗法。在遭遇患病亲人生活障碍的时候，认可疗法也是常用的技巧。您想，如果照护者一直和患者说您已经吃过了，您不能吃了，导致的结果是不是只有关系恶化？患者不是抱怨，就是跑到邻居家去讲坏话。所以认可疗法在这儿也是管用的，至少患者觉得您肯倾听她的需要，这样容易把照护导入一个友爱的氛围，老人慢慢也就会配合您的照顾。

■ 必要的生活照顾技巧　随着时间推移，您需要学习一些照料的技巧，比如怎么帮着穿衣服、梳妆打扮、刷牙、吃饭、洗澡，大小便管理、照顾他/她的睡眠，等等。这些技巧在教练书里都有详细说明，当您需要的时候，您就读一读，相信会给您一些启发。

■ 再一次做情景模拟，复习生活障碍照护组合拳

从实践中学习 不肯洗澡的陶奶奶

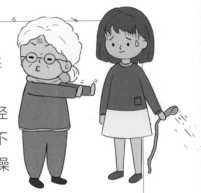

「从附表1中选择参与者讲述案例」

陶奶奶得痴呆后，吃东西经常把食物弄身上，有时因为找不到厕所而直接尿裤子。给她洗澡也是家里的难事儿。

陶奶奶很不喜欢洗澡，好像很害怕水的样子，每次洗澡恨不得要全家出动，近乎绑架一样地帮她洗澡。可是陶奶奶愈发对洗澡恐惧了。

如果您照顾的亲人和陶奶奶一样不愿意洗澡，您会怎么办呢？

【鼓励大家开动脑筋，群策群力】
【适当予以提示】

■ **观察和思考**

√ 她为什么不肯洗澡?

√ 她为什么怕水?

√ 有什么办法让她不害怕呢?

■ **理解、体谅和认同**

√ 理解她的恐惧

√ 如何采取认同的方式,缓和她的情绪,消除恐惧感?

■ **照顾患者洗澡的技巧**

√ 怎样让她熟悉浴室环境,尤其是熟悉水流?

√ 如何在洗澡的时候,不让水流吓到她,而且让她感觉舒服?

√ 如何转移她对水流的注意力?

√ 如何鼓励、表扬她的配合?

⊘ 开放讨论

■ 询问大家对今天的课程有什么问题

■ 引导和鼓励照护者和辅导员、照护者之间的交流,启发他们的思考

■ 记录参与者关心的主要问题

⊘ 家庭作业

- 为参与者布置家庭作业
- 对每项家庭作业进行说明

今天回家以后，您需要花时间做的家庭作业有以下内容——

1. 复习
   - 浏览您今天的笔记
   - 熟悉生活障碍照护的组合拳
   - 当您遇到亲人有生活障碍的时候，多阅读教练书中关于日常照护的有关章节
   - 继续熟悉上一单元学过的"认可疗法"
2. 填写照护日记
3. 下一单元的预习和准备
   下一堂课我们要一起分享怎样应对痴呆老人的问题行为。希望您预习《聪明的照护者——家庭痴呆照护教练书》中的以下内容：
   - 第140页　应对问题行为
4. 案例讨论准备
   写出您感觉比较棘手的行为问题，带到下节课分享和讨论。

5. 下一次团体辅导安排：

📅 时间：＿＿＿＿＿＿＿＿＿＿＿＿＿＿

📍 地点：＿＿＿＿＿＿＿＿＿＿＿＿＿＿

⊘ 结束

- 宣布这次支持团体活动结束
- 感谢大家的出席和积极参与，期待下一次再见
- 留出时间，与参与者交流
- 填写活动回顾记录表

本单元附表1

参与者特色案例记录

姓名	关系	生活照护案例

姓名	关系	生活照护案例

本单元附表2

活动回顾记录表

项目	评估
教程内容	☐ "快乐一刻"的分享度 ☐ 日常照护重要原则 ☐ 常见的生活障碍 ☐ 生活障碍照护技巧 ☐ 情景模拟参与度 ☐ 开动脑筋参与度
改进意见	
1	
2	
3	
4	
参与者重点问题	
1	
2	
3	
4	
5	

5

第五单元

应对问题行为

什么是问题行为

为什么会发生问题行为

减少问题行为的发生

问题行为的照护步骤

本单元辅导任务

- 导入"快乐一刻"分享
- 引导参与者翻到本单元学习手册
- 传授本单元的知识点
- 让参与者积极参与支持团体的分享、讨论、情景模拟
- 布置家庭作业
- 完成培训后的工作回顾

本单元辅导流程

- 欢迎·参与者分享：阅读各自照护日记中的"快乐一刻"
- 什么是问题行为
- 为什么会发生问题行为
- 减少问题行为的发生
- 问题行为的照护步骤
- 开放讨论
- 布置家庭作业
- 结束

说明

- 由于支持团体活动时间有限，而问题行为部分内容多且复杂，参与者提问的可能性也很大，提问范围也可能较广，因此本单元附加一份"常见问题行为应对的关键点"的内容，供辅导员预习，并在支持团体活动中灵活应用。

⊘ 欢迎

■ 向参与者问好

■ 分享"快乐一刻"

大家好，很高兴又和大家见面啦！

我们今天活动的主题是"应对问题行为"。在这个主题开始之前，我们先请您打开自己的"照护日记"，找到您记录的"快乐一刻"，选一个您最愿意和我们分享的快乐一刻，大声念给大家听吧！【指定从某个参与者开始，或选择参与者中已经跃跃欲试者开始分享。尽量让每个人都有发言机会】

■ 引入本次活动的主题

■ 了解参与者对本单元的预习情况

我们经常听到一些家庭照护者非常困惑地对我们说，他们的亲人得病以后，性情和行为都和过去有很大不同，有的时候甚至感觉换了一个人似的。

痴呆患者的问题行为，的确给家人带来很大的困惑，甚至是痛苦。

而这些问题行为是普遍存在的。根据统计，在患病过程中，大约有70%～90%的患者，都会出现问题行为。不同的患者，问题行为出现的时间、症状表现和严重程度都有所不同，但都会成为照护工作中的挑战。

我们先来了解一下大家完成家庭作业的情况——

■ 阅读教练书里"应对问题行为"的请举手

【利用本单元附表1，记录参与者的反馈】

好，谢谢大家预习！

我们今天就在一起聊聊——

1. 怎么才能有效地减少问题行为的发生？
2. 如果我们照料着的亲人出现了问题行为，我们该怎么办？

⊘ 什么是问题行为

痴呆患者会经常出现行为和精神症状，也就是患者在感知、思维、情绪和行为方面发生紊乱。其中，行为紊乱症状常归为问题行为。

在您的学习手册里，我们列举了一些典型的问题行为，您可以对照一下，看看这些问题行为您是不是似曾相识。【读一个，问一遍参与者】

■ 不知原因地发脾气
■ 对家人态度粗暴

- 无端猜疑和指责
- 和邻居说家人的坏话
- 喜欢藏东西
- 认定别人把东西藏起来甚至偷了
- 总是重复说一件事儿
- 老是跟着您，寸步不离
- 骂人、打人，不配合照护工作
- 凭空说没有发生的事情，比如"有人要杀我"
- 老想离家外出，说这里不是自己的家，或者说要去上班等
- 从外面捡垃圾回来
- 和不熟悉的异性搭讪

【感谢大家的分享，简单总结】

【利用本单元附表2，记录参与者分享案例】

⊘ 为什么会发生问题行为

问题行为的诱发因素

【请参与者添到插图的文字框中】

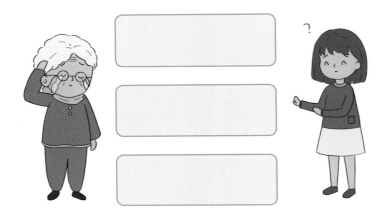

1. 由于受到脑部病变的影响【请参与者添到插图的文字框中】

   痴呆患者的大脑发生病变，因而出现焦虑、抑郁、睡眠节律改变、妄想、错认、情绪障碍等一系列的精神症候群，同时也影响了患者的行为。

2. 来自生活环境和照护因素的影响。【强调生活环境和照护因素，请参与者继续填写】

   患病以后，痴呆老人的生活自理能力和表达需要的能力逐渐退化。一旦生活环境和家人提供的照护不能满足患者的需要，很可能导致患者出现问题行为。

3. 由于患者身体不舒服。【强调身体不舒服，请参与者填入文字框】

   患者如果身体不适，比如发热、感染，药物反

应、疼痛、睡眠不佳、便秘等，也会导致发生
问题行为。

除此之外，患者平时的个性、为人处世的方式也可能会
使问题行为更为明显。

很多时候，患者的问题行为其实就是在告诉照护者：有
什么事情已经不对劲儿了。患者没有办法用语言准确地告诉
照护者哪里出错了，因此，展现给照护者看到的就是各种各
样的问题行为。

问题行为大多发生在中期

患者的大脑在中期阶段会受到更多的损伤，认知能力不
会有所好转，而是反其道而行，患者会变得更加迷糊。同时，
患者的身体机能和生活自理能力也在慢慢衰退。而沟通能力的
下降，又让患者无法准确表达自己的真实需要。

诸多影响因素叠加在一起，导致患者会在此期间出现更
多让人难以理解的行为变化。

⊘ 减少问题行为的发生

所谓预防胜于治疗。就处理痴呆导致的问题行为而言，
最好方法就是防患于未然。

请您看学习手册里的插图，您可以很清楚地看到，从几个方面来改善，可以减少问题行为的发生。

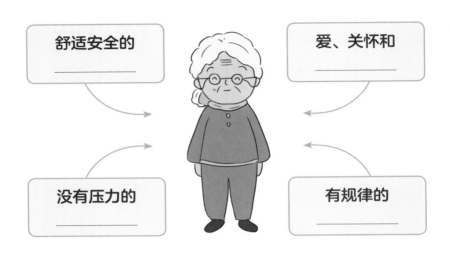

舒适安全的

爱、关怀和

没有压力的

有规律的

- 舒适安全的生活环境
- 爱、关怀和尊重
- 没有压力的生活氛围
- 有规律的日常生活

这些都能有效地减少痴呆患者行为和心理问题的发生。

从案例中学习

　　下面，请大家看学习手册里发生在日本的真实的故事。

　　82岁的良子原来是教师，丈夫早年去世，她辛苦带大了独生儿子，但是孙子出生后不久，儿子也离世了。良子又继续含辛茹苦地抚养孙子。孙子长大后也结婚生子。良子独自一个人生活，身体逐渐衰弱。六年前，孙子夫妇将良子接到家中，和两个重孙共同生活。

　　孙子夫妇都是高中教师，而良子以前也是老师，有时对重孙的教育就会发生冲突。这时良子在日常生活中经常健忘、出错，在家里的"存在价值"逐渐变小，也没有了发言权，心情一直不好。孙媳妇刚开始会提醒良子，后来就变成了争吵、

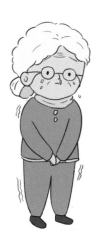
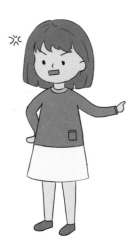

责备和嫌弃。而孙子有时听了媳妇告状，就会跟着提醒或责备奶奶。

后来，孙媳妇正式拒绝良子教育孩子，两个重孙也就不接近良子了。良子在家里生活很不愉快，就会到邻居那里说孙媳妇不好。这话传到孙媳妇耳朵里，和良子发生了激烈的争吵。

此后，良子的痴呆开始发展，即使一人在家，也会感到悲伤和恐惧，最后良子跑去警察那里说有人要杀她。孙子来接她回家，良子也拒绝再回家。

就这样，良子被送入了日本一家老年痴呆专业医院。医院的护理人员负责照顾良子的日常起居，当了解了良子的生活背景以后，还采取了独特的干预方法——让社工装扮成温柔的孙媳妇、活泼的重孙，就像一家人一样生活，重新让良子感觉到爱、尊重，以及友好平和的氛围。医护人员还与良子的孙子孙媳交流如何对待良子的方法。后来，良子的行为症状出现了令人惊奇的好转，良子幸运地出院了。

这个案例证明，对老年人争论、斥责、无视和嫌弃，会激发患者的行为症状，加重病情的发展；而爱意、尊重、平和的态度，能减轻痴呆的行为症状。

⊘ 问题行为的照护步骤

在照护工作中，照护者可以采取简单的三步骤，来成功地应对问题行为：

1. 仔细观察患者，找到引发问题行为的原因；
2. 对问题行为进行干预，包括预防问题行为发生，以及问题行为发生以后的有效应对；
3. 总结经验教训，以便今后更好地预防和应对。

下面我们来详细说明。【这一部分知识点较多，教练需放慢速度，观察参与者的注意力是否集中】

第一步，仔细观察患者，找到引发问题行为的原因

照护者要知道的是，所有的行为都有其背后的意义，都包含引发行为的原因，痴呆患者也不例外。

患者出现问题行为，有的是源于内部原因。比如：患者感觉身体不舒服，又无法用语言表达，因此哼叫，或者发脾气；有的是源于外部环境原因。比如：患者看到镜子里的反射，以为房间里来了陌生人而感觉恐惧，所以用喊叫的方式表达出来；还有一部分患者出现问题行为的原因是和照护者的关系及沟通发生了障碍。比如：当照护者没有和患者说明

情况，就直接要带患者去洗澡，患者就有可能发生抵抗和攻击行为。而刚才讲过的良子的案例，就是因为家人对老人的不断批评、指责和漠视，导致了问题行为的恶化。

因此，在患者发生问题行为的时候，照护者首先要做的是仔细观察患者，找出引发问题行为的原因。这就像看病的第一步，一定是先做准确的诊断。

大家看这张图的示意。患者发生问题行为时，照护者需要观察、回忆和思考的问题是：

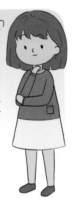

- 这个行为是在哪里发生的？
- 这个行为开始前，曾经发生过什么事？
- 这个行为是否只是在一天的某些特定时候，或者在和某些特定人物接触，或者在做某件特定活动时，才会出现？
- 这个行为在什么时期发生得更频繁？
- 这个行为发生后，接着又发生了什么？

我们就从良子的案例开始讨论吧！【学习手册提供下列问题并留空，供参与者一边讨论一边记录】

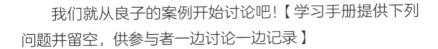

■ 良子都有哪些问题行为的表现呢？【鼓励参与者发言，之后再提示或总结】

良子有强烈的恐惧感，出现妄想，去警察局说自己被人追杀，拒绝被家人带回家。

■ 良子的问题行为是在哪里发生的呢？

一个地点是良子的孙子家。这是良子情绪和问题行为产生的初始地点。

另一个地点是警察局，这是良子最后极端问题行为的发生地。她在这里告诉警察说自己被人追杀。对于良子来说，警察局可能是让她感觉能受到保护的地方，有安全感。

■ 在良子的问题行为发生前，曾出过什么事呢？

通过前面的讲述，我们已经可以了解到，良子和孙子孙媳因孩子教育问题发生冲突；由于健忘和出错，良子受到孙子孙媳的提醒和指责；孙媳不让良子和孩子接近；而且，当孙媳知道良子和邻居说自己坏话时和良子发生过争吵。

■ 良子的问题行为在哪些特定情况下出现？

良子的情绪障碍和问题行为经常在与孙媳发生冲突后出现，直到最后演变成去警察局寻求保护，不肯回家的局面。

■ 在极端问题行为出现前，良子都有哪些表现呢？

在这个极端的问题行为出现前，良子已经表现出心情不愉快、悲伤，有时会向邻居倾诉，生活中有恐惧感等迹象。

按照这样的步骤，不管照护者在照护工作中遇到患者发生什么样的问题行为，通过一段时间的观察和分析，照护者就能逐渐找到一些导致患者出现问题行为的原因，以及患者开始这些行为前的蛛丝马迹。在此基础上，照护者就可以开始尝试对患者的问题行为进行干预了。

第二步，问题行为的干预策略

- 找到原因，从源头改善问题行为的诱因
- 识别蛛丝马迹，及时转移注意力
- 善于以患者的行为和反应作指导
- 保持冷静，认同患者问题行为背后的感受
- 温和安抚，让患者恢复平静，找回安全感
- 尝试能让患者高兴的事情

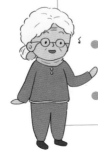
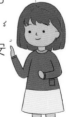

- 当照护者分析出来是什么原因可能导致了患者的问题行为后，照护者要尽可能从源头改善这些容易引起患者问题行为的原因。

  照护者一定要记得，患者已经没有能力来适应正常人的生活，需要做的是调整自己，适应患者。

  照护者需要能够识别出患者发生问题行为前的一个或者多个蛛丝马迹，哪怕小到表情上的一个变化，它们都有可能是问题行为即将发生的信号。如果照护者善于发现这些信号，照护者就能够在问题行为发生之前，转移患者的注意力，防范问题行为的发生。

- 照护者要善于以患者的行为和反应作为指导。如果我们注意到患者在做某件事情的时候，他/她的表情、语气等都已经不再愉悦和满足，那就让患者先停下来，休息一下，因为患者做的事情并不重要。终止一件让患者看上去已经不快乐的事情，总比冒险任其发展成为引发患者不舒服甚至爆发的导火索要好。

- 问题行为发生的时候，照护者要保持冷静，认同患者的感受（认可疗法又可以来帮忙了！）

- 温和耐心地安抚患者，帮助他/她恢复平静，让患者有安全感。

- 照护者可以多多尝试，观察什么事情可以有效地转移患者的注意力，让患者变得高兴些。比如：患者是不是更愿意听听音乐、和您一起散散步、或者吃点东西，和您聊聊天。

第三步，总结经验教训，更好地预防和应对问题行为

- 患者的反应，是对照护者干预方法的直接评价
- 记录下每一次的处理方法。成功和失败都是有价值的经历
- 每位患者都是独特的，应对方法要因人而异。照护者要耐心、不气馁，保持积极、宽容和幽默的心态

很多时候，患者的反应就是对照护者所采用的干预方法的直接评价。如果患者能平静下来，逐渐变得高兴或满意，这就说明干预方法奏效了；如果患者看上去仍然很痛苦、烦躁甚至愤怒，那就赶紧换个办法吧！

照护者可以记录下自己每次应对患者的问题行为的处理方法。成功的经验可以帮助照护者再次用同样或者类似的方

法阻止或者改善患者的问题行为，这会让以后的照护工作变得轻松一点。失败的教训同样能帮助照护者规避导致问题行为恶化的风险。无论成功还是失败，都是非常有价值的经历。

照护者要记住一点，每位患者都是独特的。看上去一样的问题行为，应对的方法也会因人而异。有的方法可能立竿见影，那真值得祝贺；也可能有的方法用在患者身上无效，照护者也要耐心、不气馁、保持积极、宽容和幽默的心态。

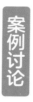

案例讨论

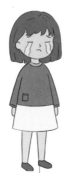

老张和老伴儿在一起生活了很多年。几年前，老伴儿因为癌症去世了，老张就被女儿小张接回家里照顾。

老张过去在家里什么都不用做。现在老伴儿不在了，小张夫妇也无法像妈妈那样照顾爸爸，老张渐渐出现了痴呆症状。他变得健忘，不能理解老伴儿已经过世的事实，不分昼夜地想外出，去照顾他认为还在住院的老伴。如果小张拦着不让走，老张就会发脾气，甚至有几次要动手打小张。

如果您是小张，您会怎么办呢？【鼓励参与者进行讨论。进程中可适度提示】

第一步：仔细观察，分析原因

■ 老张出现了什么行为问题？

　√ 妄想——认为老伴儿还活着，还在住院

　√ 激越和攻击——当小张不让他外出的时候发生

■ 什么原因诱发了老张的问题行为？

　√ 痴呆的影响，忘记老伴儿已经过世

　√ 内心的需要——对以前被爱被照顾的岁月的怀念；
　　让自己有价值的心理需要（照顾患病亲人）

　√ 生活环境改变，不适应

　√ 照护者因素——女儿和爸爸说理，不让他外出

■ 什么情况下最容易诱发老张的问题行为？

　√ 小张不让爸爸外出的时候发生激越甚至攻击

第二步：如何干预?【鼓励参与者进行讨论，积极想办法】

■ 认同老人的感受——对妈妈的怀念，外出的需要

■ 陪伴外出，请爸爸讲妈妈的故事，让爸爸心情逐渐
　平静下来，和爸爸重新建立稳固信赖的关系

■ 按照妈妈的方法，多给爸爸一点照顾

第三步：效果评估【由辅导员讲解】

这个案例也是基于一个真实的故事。真实生活中的老张让家人感觉很无奈，就把他送进了医院。老张进医院以后，还是天天要求出去，照顾生病的妻子。每次他这样要求，护士都说："好，我陪您出去走走。"然后带着老张在医院的绿地遛弯，一边走一边请老张讲他和阿姨的故事。

两个月以后的一天，老张终于对护士说：我老伴儿已经过世了。经过两个月的干预，老张接受了老伴儿去世的事实。

⊘ 开放讨论

- 询问大家对今天的课程有什么问题，鼓励交流，启发思考
- 记录参与者关心的主要问题

⊘ 家庭作业

- 为参与者布置家庭作业
- 对每项家庭作业进行说明

今天回家以后，您需要花时间做的家庭作业有以下内容——

1. 复习
   - 浏览您今天的笔记
   - 熟悉"问题行为的照护步骤"，应用到生活中去
   - 复习"认可疗法"
2. 填写照护日记
3. 下一单元的预习和准备
   下一堂课我们要讲怎样为痴呆老人安排有意义的活动。希望您预习《聪明的照护者——家庭痴呆照护教练书》中的以下内容——
   - 第66页　帮助她记忆
   - 第76页　安排每天的活动
   - 第81页　音乐和艺术活动
4. 观察与思考
   您照顾着的亲人最大的爱好是什么？他/她现在还保持这个爱好吗？
5. 下次团体辅导安排：
   - 📅 时间：＿＿＿＿＿＿＿＿＿＿＿
   - 📍 地点：＿＿＿＿＿＿＿＿＿＿＿

⊘ 结束

- 宣布这次支持团体活动结束
- 感谢大家的出席和积极参与，期待下一次再见
- 留出时间，与参与者交流
- 填写活动回顾记录表

附：常见问题行为应对的关键点

什么是重复行为呢？

痴呆患者会一遍又一遍地说同一句话或做同一件事情，就被称为"重复行为"。导致发生重复行为的原因，是患者短期记忆的丧失。

应对重复行为的原则是什么？

- 接受患者的重复行为。牢记患者只是在寻找舒适、安全和熟悉的感觉。
- 保持冷静和耐心。
- 可能的话，安排患者去参加些活动。

我照顾的亲人有时候不认得我是谁了，怎么办？

随着痴呆病情的发展，患者会记不起人际关系，无法正确叫出家人或者照护者的名字。这些情况需要亲人和照护者

的理解。

应对的方法——

- 保持冷静和理解，控制自己的情绪，不要表现出失望或悲伤。患者不是针对个人的，是痴呆让患者变得健忘。
- 可以尝试向患者作出简单解释，如果无效也不要坚持。
- 可以给患者看看照片，或者其他有提醒作用的物品。这些勾起回忆的物品或许能帮助患者想起重要的人际关系。

我家病人老胡思乱想，疑心重，她想出来的事都不是真的，怎么办？

妄想是痴呆中度和重度患者很常见的症状。妄想的内容五花八门，但都是一种不真实的、但患者却深信不疑的想法。

当患者出现妄想的症状时，再和患者讲道理或者争辩是没有任何意义的。解释、争论都徒劳无功，会让患者很生气，甚至诱发攻击行为，后果更难处理。

应对妄想的最佳方法就是认可疗法。

- 理解患者妄想背后的感受，尊重和认同他/她的感受。

● 引导患者转移注意力，做点有意思的事情。

我的痴呆老伴老怀疑我不忠，怎么办？

猜疑是妄想行为中的一种典型表现。患者有时候会误解他/她所看到和听到的事情，变得对照护者和周围的人充满猜疑。这些猜疑虽然可能根本没有事实依据，但是，在患者看来却是深信不疑的。否认、解释都解决不了问题。

您可以尝试这样来做——

● 牢记，这是痴呆在猜疑，而不是您的亲人在
　猜疑。
● 倾听，让她充分表达自己的观点，体会并肯定她
　的感受。猜疑伴侣不忠，大多是来自于内心的自
　卑和不安全感。陪她聊聊，让她把痛苦宣泄出来。
● 待她平静下来后，陪她做点她喜欢的事情。很可
　能过一会她也就忘了刚才的猜疑了。

我家老人出现幻觉了，晚上非说天花板上有水往下滴，
不肯睡觉，怎么办？

1. 先打开卧室的灯，让光线变得明亮些；
2. 然后耐心陪伴她。在光线充足、有亲人陪伴的
　　地方，可怕的幻觉往往会消退。

我家老人总是跟着我，我都觉得喘不过气来了，怎么办？

跟脚行为的发生与患者对安全的需要有关。这个世界对于患者来讲又陌生又混沌，紧跟照护者是患者消除恐惧感、让自己感觉平静和安全的一种方式。而且，随着痴呆病情的发展，患者对安全感的需求会越来越强烈，所以跟脚就会变得非常频繁。

您可以尝试着这样来做——

- 经常和她说些让她放心的话："我在这儿呢！""您放心吧，我就在您身边！""这儿很安全，您放心！"这些话要简单而重复地说，让患者安心；
- 如果患者喜欢听您的声音，可以录下您说的话，您需要休息一会的时候播放您的声音给她听。电子相册、视频都有类似的效果；
- "拜托"她帮您做点力所能及的事情，对她的帮助表示感谢；
- 寻找其他可以给患者带来安全感的活动或物品，类似毛绒玩具，宠物等；
- 请其他人抽时间来帮忙照看一下患者，分担一下您的压力，得到宝贵的喘息时间。

老妈异常固执，只要不顺着她，她就愤怒，绝对的愤怒，这可怎么办？

大约80%的痴呆患者在患病过程中，会出现激越，甚至攻击他人的行为症状。某些我们常人看来很正常的事情，在患者的眼里则会变得不可容忍。由于丧失沟通能力，患者没有办法给照护者一个清楚的解释，到底是什么事情让她感觉不对，是什么事情让她变得那么生气。

如果患者出现激越行为，您应该带患者去医院接受医学检查。

治疗激越的方法有两种：行为治疗和药物干预。首先应当尝试的是行为治疗。

- 寻找引发患者激越的原因，倾听患者的表述，观察患者的行为举止，努力理解正在发生的事情；
- 保持冷静，安慰患者。照护者要使用平静的话语，比如，"我会在这儿陪着您，一直等到您感觉好一点儿"；
- 转移患者的注意力，带患者去参加感兴趣的活动。

我老爸不肯洗澡，我们拉他去洗澡，他就动手打人，他怎么这样儿啊？

攻击是激越的升级。这里特别需要明白，照护者沟通不当、护理行为生硬的话，是有可能造成患者的攻击行为的。如果照护者缺乏耐心和技巧，总是要求患者按着照护者的安排来被动地接受照料，就容易激发出患者在个人护理中的好斗性。当患者并没有准备好来接受这一类的接触，就有可能会感觉受到威胁，或者被侵犯，本能地会采取保护自己的行动，拒绝护理，甚至可能出现激越行为或者攻击行为。

我家病人打人，怎么办？

- 先降低患者攻击行为的危险性。在很多时候，您只需要退后一步，离他/她稍微远一点，就可以避免受到伤害。
- 寻找引发攻击行为的直接原因。想想刚才发生了什么事情，可能诱发了患者的攻击行为。除去患者身体不适和情绪问题以外，要多观察是不是周围的环境中的哪些因素刺激到了患者，也要多审视自己的行为，是否有做得不够好的地方，诱发了患者的攻击行为。
- 不要生气或者不安，无需将攻击行为个人化。很多时候，患者的攻击行为并不一定是针对某个人的，而是对其所感知到的、来自外部威胁的某种反应。
- 保持温和与平静，用简单友好的语言和行动安慰患者，和患者慢慢交流。
- 可以利用某种轻松的活动来转移患者的注意力。音乐、小食品、按摩或者运动，都有助于平复患者的情绪。
- 如果患者是因为不喜欢被照护者强迫做某件事情，比如洗澡，而和照护者发脾气、推搡、击打照护者，那就要先安抚患者，让他/她做点别的事情。

- 除非情况非常严重，避免使用武力控制患者，或者对患者施加约束。

我家老人走丢过，后来我们都不敢让他出门了，可他每天都吵着要去上班，怎么办？

痴呆老人说要上班，是他们维持"自我价值"的行动体现。

碰到这种情况，无需不让他出门，陪他出去走走就好。走路的时候听他说说以前上班的事儿，肯定他的成就。当老人自我价值得以满足的时候，就容易被引导了。

什么是不当行为？

痴呆摧毁人的思考能力。它让患者忘记一生所学到的礼貌，以及一直恪守的道德和行为规范。同时，患者也失去了自省意识，意识不到自己的言语和行为是会影响到他人的。

由此导致的结果就是，痴呆患者有时无法控制和审视自己的言行，行为举止异于常人，不遵守社会普遍认同的行为规范，这样就出现了所谓的"不当行为"。

"不当行为"有以下典型的表现：

- 使用从未用过的粗俗语言
- 擅自拿走别人的财物
- 买东西不付钱
- 捡垃圾
- 直接动手拿别人餐盘里的食物吃
- 在不恰当的场合脱衣服
- 对他人暴露自己的性器官
- 在公共场所随地大小便
- 和不熟悉的异性有亲昵的言行举动，等等

如果老人出现不当行为，怎么办？

当患者出现不当行为的时候，照护者一定要记住，是疾病造成了这些症状，患者并非有意为之。无论患者出现了什么样的不恰当的言语或行为，照护者都需要尽量去找到原因，以及可行的解决方法。

面对不当行为，照护者不要做出很激烈的反应，但是，要温柔坚定地转移患者的注意力，来停止不当行为。

如果患者不分时间场合地脱衣服，怎么办？

患者在不恰当的时间和场合当众脱掉衣裤，的确是一件挺尴尬的事情。

有时候，患者当众脱掉衣裤是因为着装过多。因此，为了预防这一行为的发生，照护者可以选择适合季节的、简单

而舒服的衣物给患者穿。

如果患者出现想要当众脱衣裤的迹象，照护者需要温和地询问患者是不是感觉太热，或者衣服穿得不舒服；然后，引导患者前去一个可以独处的地方，帮助患者脱去多余的衣物，或者转移患者的注意力，直接带患者回家。

此外，某些患者当众脱裤子是因为想大小便了。如果发现是这种情况，照护者可以带患者尽快找到厕所，协助患者及时大小便。

如果患者当众大小便，怎么办？

某些患者在外出的时候有了便意，又一下子找不到厕所，或者即便有厕所，也没有意识到要进去以后才能排便，因此，就有可能当众大小便。

为了预防这种情况的发生，建议照护者可以采取下述方法：

- 在外出前，先行协助患者排空尿便
- 如果在外出时观察到患者开始摸索自己的衣服、并且因为有急切的尿意/便意而开始变得轻度激越的时候，照护者可以温和地引导患者到公共厕所去排便
- 如果患者已经出现大小便失禁的情况，那么在外出时可以先给患者带上成人纸尿裤

● 如果患者在照护者未留意的时候，已经发生了当
　众大小便的情况，不要责备患者，只需要尽快地
　帮患者收拾干净，穿上裤子；此外，照护者要礼
　貌地向周围的人进行简单的解释和致歉，并请求
　大家不要围观，尽快将患者带离现场

如果患者和其他异性有不当的亲昵举动，怎么办？

某些痴呆患者会和配偶或伴侣以外的异性发生言语或行
为上的亲昵，却意识不到自己其实已经有可能冒犯了对方。
在养老院里，有时会有女性护理员投诉，称某位老先生调戏
自己。

一旦出现这种不同寻常的不当行为，照护者首先要理解
这是疾病引起的，不要从礼仪或道德层面去评价或责备患者
的行为。不要生气或者去嘲笑患者。要尽快将患者的注意力
转移到其他活动上去，或者带他去一个可以独处的地方。

如果患者买东西不付钱，怎么办？

痴呆患者可能忘记、或者根本不理解商品是要花钱购买
的。有的时候，患者会直接拿了货品就走，而根本没有付钱
的意识。

照护者可以采取以下方式，来应对这一行为：

- 如果患者想外出买东西，照护者要陪着一起去，减少发生患者买东西不付钱的风险
- 如果患者在照护者未留神的时候拿了货品却不付钱，照护者要向收银员或者卖东西的人进行简单的解释，为患者解围
- 外出的时候，在患者的口袋里放一张小卡片，上面说明患者存在认知障碍。这样的话，万一发生状况，方便让其他人理解患者的行为，避免让患者感到尴尬

如果患者老往家里捡垃圾，怎么办？

捡垃圾也是痴呆患者较为常见的一种行为。垃圾会让老人的住所变得脏乱不堪，给照护者平添诸多麻烦；周围人对这种行为的不理解甚至鄙夷，也会给患者家人和照护者增加心理负担。有的患者捡回垃圾后，当宝贝一样藏起来；有的患者则认定可以卖钱，不允许照护者清理垃圾，这样就很容易和照护者发生冲突。

要想妥善应对痴呆老人捡垃圾的棘手行为，照护者必须先了解这个行为对患者到底意味着什么。

对于相当一部分患者来说，捡垃圾可能意味着是一份工作，能证明自己还有工作的能力；藏垃圾则可能是物质能够带来更安定的感觉；而把捡来的垃圾拿去卖钱，可能是患者期望通过工作获得收入。可惜的是，这些良好的愿望，却都

是通过不恰当的行为表现了出来。

当照护者理解了隐藏在患者行为背后的意义后，就可以尝试着进行干预：

- 不要指责患者捡垃圾的举动，照护者要以温和友爱的态度对待患者，建立患者对照护者的信任
- 如果患者仅仅是把捡垃圾当成一份证明自己还有工作能力的任务，照护者可以引导患者做一些其他有意义的事情，比如，铺被子、叠被子、擦桌子、扫地，并记得要表扬患者把这份"工作"完成得很好
- 如果患者喜欢藏垃圾，照护者可以观察患者喜欢藏哪一类的物品，然后用干净的类似物品替换掉垃圾
- 如果患者捡来垃圾是为了去卖钱，照护者可以告诉患者，要尽快地把垃圾卖掉换钱；然后把垃圾清理掉，再拿一些钱放在储蓄罐里交给患者；也可以"建议"患者，换一份更轻松更有意思的工作，比如打扫卫生，然后把患者的"收入"放在储蓄罐里交给患者

本单元附表1

参与者特色案例记录表

姓名	关系	生活照护案例

姓名	关系	生活照护案例

本单元附表2

参与者特色案例记录

姓名	关系	问题行为案例

姓名	关系	问题行为案例

本单元附表3

活动回顾记录表

项目	评估
教程内容	☐ "快乐一刻"的分享度 ☐ 痴呆患者常见的问题行为及主要原因 ☐ 讨论参与度 ☐ 互动积极度
改进意见	
1	
2	
3	
4	
参与者重点问题	
1	
2	
3	
4	
5	
6	

6

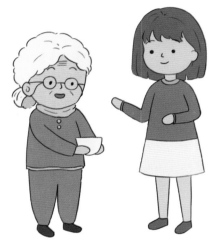

第六单元

安排有意义的活动

什么是有意义的活动

设计和安排活动的原则

有意义的活动类型

认知激活活动

本单元辅导任务

- 阶段性分享*:"日常生活照护"和"问题行为应对"
- 引导参与者翻到本单元学习手册
- 传授本单元的知识点
- 让参与者积极参与支持团体的分享、讨论、情景模拟
- 布置家庭作业
- 完成培训后的工作回顾

本单元辅导流程

- 欢迎·参与者分享:照护难点和应对
- 有意义的活动——主题和定义
- 设计和安排活动的原则
- 有意义的活动类型及清单
- 认知激活活动
- 开放讨论
- 家庭作业
- 结束

道具准备

牙刷　　牙膏　　开衫衣服　　认知功能训练道具

注:*阶段性分享:由于前两次活动的主题分别为"日常生活照护"和"问题行为的应对",这是整个教程的重点,也是家庭照护的难点所在,因此第六~第八单元的课程,分别都安排至少1/3的时间用来引导参与者进行分享,帮助他们解决日常生活中遇到的问题。

⊘ 欢迎

- 向参与者问好
- 参与者分享和讨论：我在照护过程遇到的难点
  问题
- 讨论小结

大家好，很高兴又和大家见面啦。

我们今天活动的主题是"安排有意义的活动"。前两次活动的主题分别为"日常生活照护"和"问题行为的应对"。由于这两部分的内容实际也是家庭照护的难点所在，所以今天咱们在一起用一点时间请大家来分享：您在照护过程中，您感觉最困难的地方是什么，然后，咱们互相帮助，看看怎么想办法来解决难题。

好，那我们现在就从您开始吧！【指定从某个参与者开始，或选择参与者中已经跃跃欲试者开始分享。至少要让支持团体中一半的人有发言机会】

【利用本单元附表1，记录问题，引导大家讨论。在学习手册中，也需有类似表单，供参与者记录】

【引导要点】

1. 简单复述参与者的问题
2. 观察与思考：
   发生这种状况可能的原因是什么？

在这个问题出现前发生了什么?

您当时怎么处理的?

处理的结果是什么?

3. 解决方案讨论:

其他参与者有没有遇到过类似情况?

是否有好办法(当时处理的结果还不错)?

如果是您,您会怎么处理?

您为什么这么处理?

谢谢大家分享自己的经历,而且为别的朋友出谋划策!

其实,支持团体活动最大的意义并不是辅导员在这儿讲,而是在于大家在一起结成互助小组,我为人人,人人为我,大家一起在实践中摸索和总结,分享好的经验。辅导员只是把我们知道的知识告诉给您,而每天照顾亲人的是您,您的实践经验远远要比我们讲的知识更宝贵。所以,以后就算辅导员不在这,也希望大家能定期聚会,有着同样经历的朋友在一起彼此帮助,这才是真正意义的支持团体!

✓ 有意义的活动——主题和定义

- 说明本次活动的主题
- 了解参与者对本课的预习情况
- 定义:什么是有意义的活动

【请助手协助翻到本单元的学习手册】

我们今天活动的主题是："安排有意义的活动"。

我们在照顾痴呆亲人的时候，有一点一定要记得，那就是：好的照护，并不是仅仅局限在照顾亲人的吃、喝、拉、撒、睡。

痴呆患者虽然认知能力在下降，身体机能也在逐渐衰退，但是，他/她仍然能感知到爱、关怀和尊重。他们和我们一样，希望自己的生命有意义。所以在日常生活中，我们要为患病的亲人安排一些适合他/她的活动，让生活多一点乐趣。

有的朋友可能会问，什么算是有意义的活动呢？吃、喝、拉、撒、睡算不算是有意义的活动呢？

吃、喝、拉、撒、睡的确是活动，但仅仅是一个人的基本生理活动。而我们对"有意义的活动"的定义，是那些能给患者带来些满足感，让他们乐于参与的活动。

比如吃饭，如果在家里简简单单一日三餐，算不上是有意义的活动；但如果是陪着患者去他/她以前非常喜欢去的某个家乡风味的菜馆，在那儿吃东西，聊聊年轻时候的事儿，那就算是有意义的活动了。

◉ 设计和安排活动的原则

每位患者都是独特的，都有着属于她们自己的生活经历、兴趣和喜好。处于病程的不同阶段，患者的认知情况、

身体机能和自理能力也都有所不同。只有全面了解患者，才
能为患者规划和安排适合患者、让她感觉有意思、愿意参与
的活动。

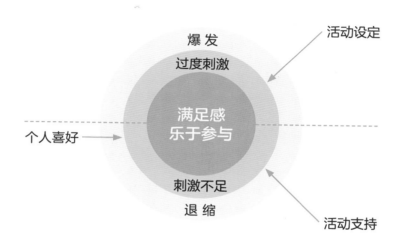

在您的学习手册上可以看到这样一张图，很形象地表达
了设计、安排"有意义的活动"的几个要素，也就是原则。

- 满足感 · 乐于参与——放在中心位置，意味着要
  以患者为中心，为患者设计有意义的活动；
- 过度刺激或刺激不足，导致爆发或退缩——这
  是指设计和安排活动要基于患者的能力，包括
  他/她的认知能力、活动能力、自理能力。

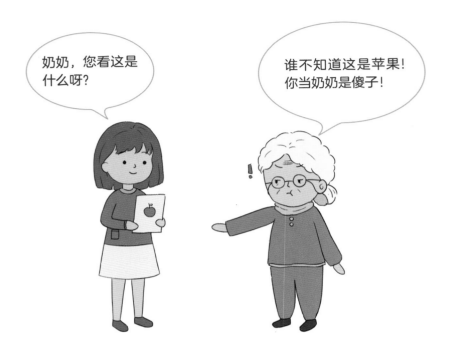

　　比如这张图，小朋友好心要给奶奶做看图识物，这是针对中重度患者的一个认知激活训练。可是奶奶可能还没发展到那么重的程度，这种活动对奶奶来说太简单了，就会对这样的活动失去兴趣。

　　相反，如果活动的难度或复杂程度超过了患者的应付能力，患者就会变得更加混乱、有挫折感；一旦超出他/她的承受能力，可能就会发脾气了。

　　所以我们为患者设计活动，要基于他/她自身的能力。

■ **个人喜好**——这是指为患者设计的活动，要以患者的文化价值、兴趣爱好为出发点，而不是以我们自己的喜好为主导。

【利用发言活跃一下气氛：现在大家来说说，您照顾的亲人，最大的爱好是什么？他/她最喜欢玩什么？】

■ **活动设定**——这是指照护者要担当起为患病的亲人设计活动、安排活动流程的任务。患者随着认知能力的退化，不能再像我们正常人一样，有条理地去计划每天要做的事情，然后按部就班地去完成每天的工作和生活。而且，很多痴呆患者有个特点就是缺乏做事的主动性，更需要照护者去引导。

■ **活动支持**——这是指照护者在陪伴患者一起活动的时候，要鼓励患者的自我表现，要让患者有成就感。照护者需要关注的是活动过程，而不是结果。在活动过程中，患者难免会做不好某些事情，照护者不要去批评或者纠正患者，而是要在患者活动的时候提供支持，协助患者完成活动中有困难的环节。积极、耐心、轻松和鼓励的态度能带给患者很多快乐和安全感，让患者乐于参与活动。活动的支持还包括照护者要注意活动环境的安全和舒适。

⊘ 有意义的活动类型

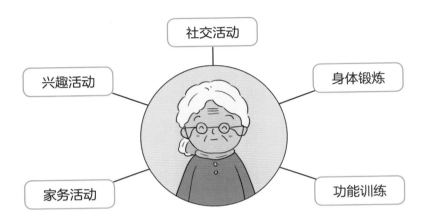

社交活动

兴趣活动

身体锻炼

家务活动

功能训练

【可提醒参与者把活动类型填写到插图中】

痴呆患者可以参与的活动，主要分为：

- 患者的个人兴趣活动，比如，音乐、艺术、阅读、刺绣、游戏等。
- 患者有能力有兴趣参与的某些家务劳动，比如，收拾房间，做饭打下手等。
- 身体锻炼活动对患者来说是非常重要的。痴呆患者存在一个普遍的现象，就是不爱活动，喜欢坐在沙发上打瞌睡。而患者白天睡得太多，晚上就会睡不着，从而起来到处游荡。

  适量的活动能够消耗患者多余的体力，有助于患者夜晚的睡眠。建议照护者根据患者的体力，每天至少安排30分钟的舒缓运动（例如，做乐动益智操）。早期和早中期的患者还可以定期由照护者带着去逛逛公园或者去郊游。

医学研究已经证明，运动对于痴呆患者而言，能够达到改善体能、认知功能和行为问题的效果，很值得痴呆患者和照护者一起来努力。

■ 照护者也需要为患者安排一些社交活动，让患者保持和外部世界的接触，不要让患者过与世隔绝的日子。

■ 痴呆患者除药物治疗外，需要接受一些功能训练，包括认知功能的训练和日常生活能力的训练。功能训练能延缓疾病的发展，保持更长时间的生活能力，是非常好的非药物治疗手段。

■ 通过案例，说明家务活动对患者的意义
■ 通过简单的活动，说明对患者功能训练的意义

在日常生活中，很多对正常人来说非常简单的事情，对于痴呆患者而言，却有着不同的意义。

【询问参与者，自己患病的亲人以前是否经常做家务，目前是否还让自己的亲人参与家务劳动。他/她是否还喜欢做这些事情。】

有的照护者可能觉得，老人毕竟是生病了，就该在家好

好休息，不必做家务。像洗碗这种事，患者可能已经做不好了，即使洗也一定洗得不干净，照护者还得重新洗一遍，反而给照护者添麻烦。

但是，如果您能了解，洗碗这个简单的家务劳动会为患者带来什么，那么，您可能就会愿意在日常生活中让患者尝试着来做了。

洗碗这么简单的活动，会给患者带来什么好处呢？

1. 它会巩固患者的远期记忆，因为洗碗是小时候就学会的动作；
2. 让患者发挥自己剩余的生活能力，能够帮助患者提升对自己和对生活的信心；
3. 通过让患者参与家务劳动，为家庭做贡献，带给患者成就感。

而洗碗为患者带来的康复训练则包括：

■ **体能训练**

洗碗，能够锻炼患者手部肌肉活动和动作协调能力。

■ **智能训练**

◆ 洗碗需要患者最少集中十分钟的注意力；
◆ 洗碗还需要一定的组织能力和条理性——是否会用清洁餐具用品，是否会用流动的水清洗，洗好的碗放在哪里晾干。

■ 定向能力

　患者把碗筷放入指定的架子上晾干，需要导向能力。

■ 手眼协调能力

　洗碗还需要患者具备一定的手眼协调能力。

　因此，生活中简单的小事情对痴呆患者来说，却可能具有不同的意义。最好的功能康复训练就是这样融于日常生活之中的！

（ 有意义的活动清单 ）

　在教练书的第77页到第79页，列举了痴呆老人，尤其是在疾病的早期和早中期还能做的多项活动，希望能激发大家的灵感，设计属于您和患病亲人自己的活动清单。在今天的学习手册里，也为大家提供了这样的活动清单空白表。您可以回家后，根据亲人的情况，列出一份适合他/她的活动清单来。【模板参见本单元的附表2】

◎ 认知激活活动

　痴呆患者最典型的症状是认知功能受损。所以，今天我们要和大家特别分享的是怎么做认知激活活动。

认知激活活动是指：根据患者的能力和喜好，设计一些锻炼认知功能的游戏或活动，并通过陪伴患者一起完成来帮助患者活跃大脑，延缓功能退化。认知激活活动是痴呆非药物干预的重要组成部分。

几个重要的注意点

1. 活动的设计要根据患者的能力和喜好。不能太难或者太容易，也不能是患者不喜欢的；
2. 活动要以锻炼认知功能为主，简单说，就是要患者动脑子的。
3. 陪伴患者一起完成，也就是说，这是患者和照护者互动起来的活动，不是患者一个人做。大家都知道，痴呆患者有时候会丧失活动的主动性，有亲人或者照护者在一起完成的话，患者会做得更带劲儿些。

认知激活活动的种类

认知激活活动可以设计得多种多样。在这里，我们提供一些方法，来激发您的灵感。

记忆训练

- 照护者可以陪患者看老照片、回忆往事、讲自己的故事等方式来帮助患者维持远期记忆
- 在居住环境中放置醒目的提醒工具，比如带日历的电子时钟、提示板、布告栏、患者和家人的照片、带图片的电话号码本、便笺纸等，帮助患者记忆和定向
- 如果亲人患病前喜欢用文字记录事情，那么照护者可以鼓励早期患者继续记日记

思维和视空间感训练

- 照护者可以让患者自己按图搭积木，自己创意搭积木，或者玩简单的拼图。这个活动经常用于中期患者的训练
- 如果家里有孩子，可以鼓励孩子请长辈陪自己一起玩。老人对孙辈的喜爱是天性，愿意花时间和孩子在一起，也比较容易配合孩子的请求

训练识别物体和归类能力

照护者可以让患者将图片、单词或者实物等，按照不同的属性进行分类。

对于家庭照护者来说，最好的认知激活活动应该是融于生活的，比如，患者在参与家务活动的时候，就可以进行识别和归类练习。

我们在工作中发现，很多家庭照护者虽然没有机会系统地学习痴呆照护知识，但是因为他们有一颗很温暖的心，他们很爱自己生病的亲人，因为爱而生出了很多灵感，把亲人照顾得非常好。

数字和计算能力训练

从早期开始，痴呆患者的抽象思维能力就已经衰退了，对数字的概念也模糊了。所以在做MMSE测验的时候，有的老人连简单的100连续减7都算不出来。

但是，对抽象数字的计算能力衰退，并不意味患者的计算能力就全然丧失了。

在实践中我们就遇到过这样的例子——有位儿子带重度痴呆的老母亲来看病，问她3+4等于多少，老人家很难为情地说："想不出来"，儿子就在旁边鼓励妈妈，说："3+4您是知道的呀，您看，三块钱，加上四块钱，是多少钱呢？"

老母亲说："三块钱，加上四块钱，不就是七块钱吗？"

所以照护者可以把数字和计算能力的训练融入生活，比如，请老人帮您算算账——当然，要很简单的账；或者，和他/她玩扑克牌比大小，玩简单的算术游戏，数数等。

逻辑思维能力训练

照护者可以安排患者下棋、打扑克牌，或者玩麻将。当然，前提是患者以前就喜欢而且会玩这些游戏。

特别要提醒的是，患者在玩这些游戏的过程中难免会出错。但是，错就错吧，只要患者感觉高兴，就已经很好了！

✅ 开放讨论

- 询问大家对今天的课程有什么问题
- 引导和鼓励照护者和辅导员、照护者之间的交流，启发他们的思考
- 记录参与者关心的主要问题

✅ 家庭作业

- 为参与者布置家庭作业
- 对每项家庭作业进行说明

今天回家以后，您需要花时间做的家庭作业，有以下内容——

1. 复习
   - 根据亲人的能力、喜好，制订活动清单
   - 在日常照护中自然融入"有意义的活动"
2. 填写照护日记
3. 下一单元的预习和准备

   下一堂课，我们还是先用一段时间，大家在一起分享和讨论一些照料的难点，之后，我们来讲讲痴呆老人的居家安全问题

   您可以预习《聪明的照护者——家庭痴呆照护教练书》中的以下内容——
   - 第82页　给她一个舒适安全的家
4. 分享和讨论的准备
   - 最近这段时间您感觉最棘手的照料问题是什么？

5. 下一次团体辅导安排：

   📅 时间：_____

   📍 地点：_____

⊘ 结束

■ 宣布这次支持团体活动结束

■ 感谢大家的出席和积极参与，期待下一次再见

■ 留出时间，与参与者交流

■ 填写活动回顾记录表

本单元附表1

参与者案例分享和讨论记录

姓名	案例
好方法讨论	

姓名	案例
好方法讨论	

姓名	案例
	好方法讨论

姓名	案例
	好方法讨论

姓名	案例

好方法讨论

姓名	案例

好方法讨论

姓名	案例
	好方法讨论

姓名	案例
	好方法讨论

本单元附表2

有意义的活动清单

兴趣活动	

家务活动	

身体锻炼活动	

功能训练活动	

社交活动	

本单元附表3

活动回顾记录表

项目	评估
教程内容	☐ 团体分享和讨论 ☐ 有意义的活动——主题和定义 ☐ 怎样设计和安排活动 ☐ 有意义的活动类型 ☐ 认知激活活动

改进意见	
1	
2	
3	
4	

参与者重点问题	
1	
2	
3	
4	
5	

7

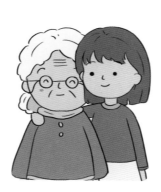

第七单元

营造良好的
居家照护环境

居家环境对痴呆患者的意义

居家环境调整的原则

居家安全清单

本单元辅导任务

- 阶段性分享和讨论：照护难点和应对
- 导入"快乐一刻"分享
- 引导参与者翻到本单元学习手册
- 传授本单元的知识点
- 让参与者积极参与支持团体的分享、讨论、情景模拟
- 布置家庭作业
- 完成培训后的工作回顾

本单元辅导流程

- 欢迎·分享照护日记中的"快乐一刻"
- 居家环境对痴呆患者的意义
- 居家环境调整的原则
- 居家安全清单
- 开放讨论
- 布置家庭作业
- 结束

⊘ 欢迎

- 向参与者问好
- 参与者分享和讨论：我在照护过程遇到的难点问题
- 分享"开心一刻"

大家好，很高兴又和大家见面啦!

我们今天活动的主题是"营造良好的居家照护环境"。之前有两次活动的主题分别为"日常生活照护"和"问题行为的应对"。由于这两部分的内容也是家庭照护的难点所在，所以今天咱们在一起，会用多一点时间。先请大家来分享：在照护过程中，您感觉最困难的地方是什么，然后，咱们互相帮助，看看怎么想办法来解决难题。

好，那我们现在就从您开始吧!【指定从某个参与者开始，或选择参与者中已经跃跃欲试者开始分享。至少要让支持团体中一半的人有发言机会】

【利用本单元附表1，记录问题，引导大家讨论。学习手册中，也有类似表单，供参与者记录】

【引导要点】

1. 简单复述参与者的问题
2. 观察与思考：
   发生这种状况可能的原因是什么?

在这个问题出现前发生了什么?

您当时怎么处理的?

处理的结果是什么?

3. 解决方案讨论:

其他参与者有没有遇到过类似情况?

是否有好办法（当时处理的结果还不错）?

如果是您,您会怎么处理?

您为什么这么处理?

谢谢大家分享自己的经历!

分享完照护难点以后,一定要请大家分享"开心一刻"!请选择过去一周里,您感觉最开心的一刻,和大家分享吧!【指定从某个参与者开始】

✅ 居家环境对痴呆患者的意义

在前面的课程里我们曾经讲过,痴呆老人随着病程的发展,认知功能、身体机能都会逐渐衰退,越来越无法照顾自己;而当外部世界对他/她来说变得越来越模糊、混沌和陌生的时候,当他/她无法和他人表达自己的想法和需要的时候,就会出现精神行为问题。

对于痴呆患者来说,好的居家环境,意味着他/她能在这里安全舒适地生活,在这儿能感到自在和安定,而且能让他/她把仍然保留的功能尽可能地发挥出来，降低依赖性，减少问题行为的发生，也降低照护者的压力。

因此，良好的居家环境，也是痴呆患者和家庭提高生活品质的一个重要组成部分。

✅ 居家环境调整的原则

当家里有了痴呆老人，居家环境就要进行相应的调整，来适应新的生活。居家环境调整有以下几个原则需要大家来掌握。大家可以看图示。

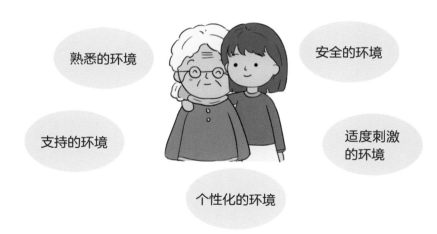

熟悉的环境　　安全的环境
支持的环境　　适度刺激的环境
个性化的环境

◆ **熟悉的环境**

痴呆老人在越熟悉的地方，独立活动的能力就越好。

当生活环境改变的时候，痴呆老人的生活功能会有明显的下降，他/她需要比一般人更长的时间来调整——

比如，独居的老人因为被发现患病，而要搬到新的地点和家人一起生活；

又比如，从家里要搬到养老院去生活；

或者，老人由家里不同的照护者来提供照顾，这段时间住在这家，过一段时间住到那家去。老人就算几个月前在这里住过，也会感觉不认识了。

这些生活环境的改变，都会让痴呆老人感觉陌生和不适应，从而带来不安全的感觉。有研究发现，入住养老院的痴呆老人，在入住前两周的时间里，尝试出走的风险非常高，就因为环境变了，老人不适应，总是闹着要回家。

创建熟悉环境的技巧——

√ 把旧家具和物品搬到新的环境

√ 把他/她的房间布置得和以前一样

√ 家里的东西别随便挪动，尤其是老人熟悉和喜欢的东西

◆ **安全的环境**

我们很难预测痴呆老人会出现什么意外状况，不过对于痴呆老人常见的安全问题，还是可以防患于未然的。

比如，痴呆老人由于视觉的衰退和身体平衡活动能力的下降，容易出现跌倒的问题。那么为了防止摔倒，我们就可以采取一系列的措施。

再比如走失。有相当数量的痴呆老人喜欢外出，而外出的时候没有人陪伴就是很危险的事情了。

在今天的学习手册里，我们会给大家准备好了一份居家

安全的清单。您可以对照您的居家环境，看看哪些您需要注意，或者，还需要添加哪些内容。

◆ 支持的环境

痴呆老人有定向方面的问题，有的时候搞不清楚现在是什么时间、什么地点；有的时候找不到东西；有的时候想去厕所了，可是找不到厕所在哪里，造成把尿便解在裤子上或者随地解手的问题。

支持的环境设计，会在患者经常往来的空间，提供具有人、时间、定向的指示，比如字体很大的日历、大时钟、家人的照片、卫生间的标记、储物柜上贴标记，等等。这些都能帮助患者维持现有的功能，维护他/她的自尊，也提高了生活品质。

◆ 适度刺激的环境

痴呆老人自发活动的愿望比常人要低，需要在环境里给予适度的刺激，来增加他/她对日常生活和活动的参与度。

比如，在家里可以播放音乐，墙上可以挂老照片，家里还可以放一些固体清香剂，这样空气中可以有淡淡的花香、果香，来营造愉悦的气氛。

◆ 个性化的环境

个性化指的是根据痴呆老人以前的生活背景、兴趣爱好、认知状况以及身体活动能力的改变，适度地对环境进行一些调整。

⊘ 居家安全清单

居家环境的评估，要从您所照顾的患病亲人的行为、能力和健康评估开始。

□ 他/她是不是还能安全地步行上下楼梯？
□ 他/她是不是已经发生游荡？
□ 他/她晚上会不会起来蹓跶？
□ 他/她是不是已经有过跌倒的经历？

之后，您需要检查每个房间的潜在危险，然后记下来哪些地方需要进行些改变。您需要记住的是：改变环境，可能会比改变患病亲人的行为更有效。

【引导参与者浏览以下内容。如果还有其他注意事项，可添加进表单空格内】

	注意事项	调整内容
1. 厨房安全		
1-1	把易碎的或者容易给患者造成危险的用品锁起来，比如刀具，剪刀，玻璃器皿，酒精，强力清洁用品（如巴氏消毒液、厨房重油污清洁剂）等	
1-2	如果患者已经不能正确使用厨房设备，那么除去做饭的时间，要把家里的煤气或者天然气阀门关闭	
1-3	如果家里安装了垃圾处理器，也要关闭	

续表

	注意事项	调整内容
1-4	把患者常用的杯子、餐具等放在明显的固定位置	
1-5	关闭容易引起危险的厨房小家电的电源，如烤箱、微波炉、电热水壶、果汁机等。或者，把它们放在患者接触不到的地方	
1-6	把厨房台面上调味品收起来，以免误食	

2. 卧室安全

2-1	安装监控设备。如果老人是单独居住在自己的卧室，那么可以安装一个婴儿监视器，如果老人跌倒或者需要帮助的时候，您可以及时听到或看到。这对中重度的患者特别有用	
2-2	不要在卧室里使用便携式加热器	
2-3	如果需要使用电热毯，要确保在不使用的时间段老人是接触不到的，用完就收起来	
2-4	根据老人的需要调整床的高度，避免老人掉下床	
2-5	拿走地面上可能绊倒老人的物品，比如小块地毯、拖地的大床罩，书报架、盆栽或者其他杂物	
2-6	为老人自如地使用手杖、助步器或轮椅留出足够的回旋空间	

续表

	注意事项	调整内容
2-7	如果卧室里有镜子造成老人困扰，把镜子移走或用布盖上	
2-8	卧室保持舒适的温度	
2-9	为了方便老人起夜，安装夜灯传感器	
2-10	如果老人已经发生失禁，使用成人尿布、尿垫	
2-11	如果老人卧室和卫生间距离较远，可在卧室里放一个移动便桶	
2-12	在卧室的门口安装可以发声的活动感应器，这样老人走出房门您就可以知道	

3. 卫生间的安全

3-1	卫生间要保证充足的照明	
3-2	浴室地面必须防滑。在浴缸或淋浴区域要固定防滑垫，有助于预防跌倒	
3-3	在马桶边以及淋浴区安装扶手，便于老人使用，并预防跌倒	
3-4	浴室的入口要宽阔，装置外开门或推拉门，必要时可以移走门扇	

续表

	注意事项	调整内容
3-5	尽可能安装步入式淋浴间	
3-6	配备可以调整高度的淋浴椅。带扶手为佳	
3-7	配备手持式花洒，可以控制喷水的方向，避免向老人的脸部直接喷水	
3-8	安装恒温花洒，让出水温度适合洗浴，防止意外烫伤	
3-9	卫生间安装夜灯。在去往卫生间的区域安装传感器和（或）夜间照明，方便老人如厕	
3-10	卫生间的门和房间的墙面的颜色要有明显的区分，有助于老人及时找到卫生间	
3-11	马桶、座圈、水槽、浴缸和浴室其他空间要有颜色对比	
3-12	安装紧急呼叫援助按钮	

4. 客厅/起居室的安全

4-1	留出老人用手杖、助步器或轮椅时能够自由移动的足够回旋空间	
4-2	拿走地板上可能绊倒或者撞上老人的物品，比如，小块地毯、小茶几、书包筐或者其他物品	

续表

	注意事项	调整内容
4-3	如果家具有尖锐的边角，安装防撞的夹角	
4-4	换掉醒目、花色图案复杂的墙纸、窗帘，以及地板等，避免造成患者的困扰	
4-5	将窗户玻璃换成安全玻璃	
4-6	在户门上装饰布艺，预防老人突然开门出走	
4-7	在电源插座上，安装安全罩	
4-8	使用电线收纳夹或收纳管收纳过长的电线，以保证电线安全、整齐，并适度掩饰	
4-9	家具和地板的色调要形成对比	
4-10	安装辅助照明用具，比如，感应式夜灯、自动照明开关等。以便一旦探测到运动，就能及时打开照明	
4-11	在电话边上，放置紧急联系号码表	
4-12	移走起居室里的植物盆栽	
4-13	安装平整垂顺的窗帘或者百叶窗，以减少眩光和倒影	
4-14	在玻璃门、窗和家具上贴画，位置可以和老人视线水平齐平，这样可以帮助老人看到玻璃，不至于撞上去	

注意事项	调整内容

5. 餐厅的安全

5-1	用餐环境应该光线充足，让老人更好地看清楚食物，选择自己喜欢的东西吃	
5-2	餐桌的布置要尽量简单，只放吃饭需要的餐具，不要放花瓶、装饰品和调味瓶	
5-3	家里不要放装饰用的假水果、假花，避免患者误食	
5-4	餐桌附近要有足够的回旋空间	
5-5	时常检查冰箱，查看存储的食物是不是已经过期，或者已经变质	
5-6	餐桌摆设要使用对比色调。比如，木色的桌子，绿色的餐垫，白色的碗和盘子，便于老人分辨	
5-7	餐垫建议采用硅胶的，可以防滑，便于使用	
5-8	餐桌的桌面应尽量避免产生倒影和反光。如果是玻璃桌面，可以考虑在上面铺上纯色的棉或麻的桌布	
5-9	在餐桌区域铺上橡胶或者尼龙材质的防滑地垫	
5-10	座椅要结实防滑，高度要合适，保证老人坐下的时候双脚能够着地	

续表

注意事项		调整内容

还有一点是需要特别提醒的，就是老人在家里穿的鞋子。

不少家庭有进家门换拖鞋的习惯。拖鞋对于正常人来说没有什么问题，但是对于痴呆老人来说就有风险，因为老人身体的平衡能力会下降，拖鞋有时候容易滑脱，有时候可能会让老人自己绊脚。

因此。您可以为患病的亲人准备一双专门在家里穿的鞋子，防滑、透气、跟脚，舒适，一方面保证安全，另一方面也保持家里的卫生。

⊘ 开放讨论

- 询问大家对今天的课程有什么问题
- 引导和鼓励照护者和辅导员、照护者之间的交流，启发他们的思考
- 记录参与者关心的主要问题

⊘ 家庭作业

- 为参与者布置家庭作业
- 对每项家庭作业进行说明

今天回家以后，您需要花时间做的家庭作业有以下内容——

1. 复习
   - 根据"居家安全清单"，对照您现在的居家环境，适当进行改进。
2. 填写照护日记
3. 案例讨论准备
   写出您这段时间遇到的比较棘手的照护问题，带到下节课分享和讨论。
4. 下一单元的预习和准备
   下一堂课，也就是我们的这一阶段支持团体活动的最后一次课程了。大家会在一起，快速回顾一下我们在前几次活动中的主题，然后，继续分享大家在日常照料中遇到的问题，动脑筋想想解决方法是什么。
   作为家庭照护者，咱们的任务可不仅仅是照顾患病的亲人。善用资源让您自己和老人都生活得好一些，也是很重要的任务。所以也请您回家以后，看看《聪明的照护者——家庭痴呆照护教练书》中的以下内容——

- 第57页　　照护责任的合理分担
- 第57页　　照护方式的选择
- 第99页　　再次吹响集结号
- 第184页　怎样挑选养老机构
- 第214页　维持美好的家庭关系

下一次支持团体活动，也要请大家来分享自己如何善用资源的经验。

5. 下一次团体辅导安排

📅 时间：＿＿＿＿＿＿＿＿＿＿＿

📍 地点：＿＿＿＿＿＿＿＿＿＿＿

⊘ 结束

- 宣布这次支持团体活动结束
- 感谢大家的出席和积极参与，期待下一次再见
- 留出时间，与参与者交流
- 填写活动回顾记录表

本单元附表1

参与者案例分享和讨论记录

姓名	案例
	好方法讨论

姓名	案例
	好方法讨论

姓名	案例

好方法讨论	

姓名	案例

好方法讨论	

姓名	案例
	好方法讨论

姓名	案例
	好方法讨论

姓名	案例

好方法讨论

姓名	案例

好方法讨论

本单元附表2

活动回顾记录表

项目	评估
教程内容	☐ 参与者分享：照护难点和应对 ☐ "快乐一刻"分享度 ☐ 居家环境对患者的意义 ☐ 居家环境原则 ☐ 居家安全评估表 ☐ 开放讨论参与度

改进意见	
1	
2	
3	
4	

参与者重点问题	
1	
2	
3	
4	
5	

8

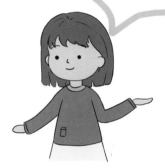

一定有更专业
更有经验的人
帮我一起照看她！

本单元辅导任务

- 引导参与者分享和讨论日常照护中遇到的棘手问题
- 导入"快乐一刻"分享
- 就"善用资源"进行分享
- 复习前七个单元的纲要
- 给照护者加油
- 完成集中培训后的工作回顾

本单元辅导流程

- 欢迎·照护者有权寻求支援
- 照护者的权利
- 课程复习
- 结束语
- 加油
- 任务说明

⊘ 欢迎

■ 向参与者问好
■ 分享"快乐一刻"

大家好，很高兴又和大家见面啦！

从第一次大家聚会到现在已经有＿＿＿周的时间了。其实在刚刚知道亲人诊断为痴呆的时候，我们并不知道应该怎么样去照顾一个痴呆病人。不过呢，经过这段时间咱们在一起共同学习、分享，以及您们在家里积极地应用、实践，相信大家已经初步了解和掌握了一些照顾痴呆病人的技巧和方法。所以，咱们应该先为自己鼓鼓掌！

照顾痴呆病人真的不容易，我们每天可能都会遇到一点新的挑战。所以接下来还是要请大家分享一下，最近这段时间，您遇到了哪些感觉挺棘手的问题，然后大家一起来动脑筋，看看有什么方法来照顾病人。

好，那我们现在就从您开始吧！【指定从某个参与者开始，或选择参与者中已经跃跃欲试者开始分享。至少要让支持团体中一半的人有发言机会】

【利用本单元附表1，记录问题，引导大家讨论。在学习手册中，也有类似表单，供参与者记录】

【引导要点】

1. 简单复述参与者的问题
2. 观察与思考：

   发生这种状况可能的原因是什么？

   在这个问题出现前发生了什么？

   您当时怎么处理的？

   处理的结果是什么？
3. 解决方案讨论：

   其他参与者有没有遇到过类似情况？

   是否有好办法（当时处理的结果还不错）？

   如果是您，您会怎么处理？

   您为什么这么处理？

谢谢大家分享自己的经历！

分享完照护难点以后，一定要请大家分享"开心一刻"！请选择过去一周里您感觉最开心的一刻，和大家分享吧！【指定从某个参与者开始】

【对参与者的分享表达感谢和鼓励】

⊘ 照护者有权寻求支援

■ 从常见观念来说，照护者得到的支援越多，越能事半功倍

　　我们在工作中发现，有些照护者觉得家里有痴呆病人是一件不太好意思或者无法和别人诉说的一件事情。他们有个挺常见的想法，就是——"我家里的人生病是我们自己的事情，我一个人承担就好了，我还撑得下去，就不要麻烦别人了。"

　　有的照护者觉得开口求助是很困难的事情，有的会觉得，寻求外界的帮助好像显得自己不够孝顺、不够能干，或者怕别人觉得自己不愿意去照顾患病的亲人。

　　但是有一点咱们要知道，每个人的能力都是有限的，我们总会有需要别人帮助的时候。孤军奋战通常会导致两败俱伤——不但照护者精疲力竭、身心受到严重的损耗；患病的亲人也得不到应有的、良好的照顾。

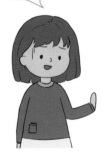

我一个人承担就好
我还撑得下去！

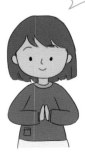

如果有更多人来帮忙
照护工作可以更棒！

　　寻求外界的帮助，并不代表自己不负责任。相反，借由外界的帮助，可以让患病的亲人得到更好的照顾。因此一定要克服自己使用资源的障碍，选择自己需要、适合自己和家人的服务，做长远的规划。

所以，对于照护者来说，支援越多，越能事半功倍！

■ 引导照护者认识，一定有人可以帮助他们

工作中我们还发现，有些照护者只相信自己，不放心由其他人来照顾自己患病的亲人。

其实，能独立自主是好的，但人非万能，或许您做不好的事情，交给别人做效果反而会更好。尝试一下，可能会有不同的发现呢！

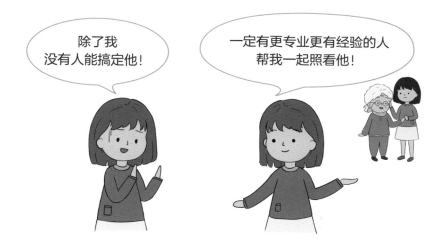

我们在医院做医患家属联谊会活动的时候，也有家属"投诉"说，患者为什么老欺负和自己最亲的人呀！原来，家属鼓励患者做运动啊，做家务啊，或者做游戏，很多时候会遭遇困难；可是把患者带到联谊会来，患者就肯参与做做

活动，玩玩游戏。

其实，这并不是说家属没有把老人照顾好，而是不同的人、不同的环境，带给了患者不同的刺激，因此他/她就会有不同的反应。所以，家里主要的照护者，要不吝惜给他人一个照顾自家老人的机会！

因此，照护者要相信，一定有人能帮助到我！只是，您需要做的一项很重要的工作，就是评估各种各样的支持资源。

■ 引导照护者讨论，寻找适合自己的资源

下面咱们进行一个简单的调查，请每位朋友都和大家分享一下——

【利用本单元附表2，记录参与者的照护资源使用情况】

☐ 您家里最主要的照护者是谁？

☐ 您家里的第二照护者是谁？多长时间来一次帮您照顾亲人？

☐ 您的其他家人给您一些支持吗？如果有，都提供哪些支持呢？

☐ 您家里雇用保姆或者护工了吗？

☐ 您所在的社区有日间活动中心可以接收痴呆老人吗？

☐ 未来您打算把亲人送到养老院或者老年护理医院去吗？

⊘ 照护者的权利

■ 通过对大家寻找资源分享的总结，引导参与者了解照护者的权利

【肯定参与者目前寻找支持资源的行动】

作为照护者，寻求支援是我们的权利，也是让患病的亲人以及您自己生活得更好一些的保障。

我们都是人，当然有作为一个人的基本权利；但是很多时候，照护者容易把自己的需要放到一边，让照护工作占据生活的绝大部分，即便自己有需要，也觉得应该以照顾患者为重。可是痴呆照护真的是比马拉松还要持久，马拉松几个小时就跑完了，而照顾痴呆患者是长达几年甚至十几年的长期任务。如果您永远把自己的需要放到一边，长期积累下来的疲惫会造成身心的崩溃。

所以我们在这里给大家列出了一张单子，叫做"照护者的权利"。享有这些权利，您才有能力给患者和自己带来良好的生活品质。同时您也需要让家人了解，无论是谁来担任照护者的角色，都应该拥有这些权利。

■ 我有权照顾自己　照顾自己不是自私。只有照顾好自己，我才能为亲人提供更好的照顾。

■ 我有权寻求他人的帮助　因为每个人的身体、能力和耐力都有限。我了解我的限度。就算有别

人反对，哪怕是亲人，我也有权利寻求他人的帮助。

- 我有权维持我的个人生活和喜好
- 我有权在照顾亲人的同时，做些"只为我自己"的事情
- 我有权偶尔表达自己的情绪　照顾痴呆患者是长期辛苦的任务，难免会产生挫折、生气甚至忧郁的情绪。照护者应该有表达自己情绪的机会。
- 我有权拒绝其他亲人有意无意地指责、抱怨、孤立，或者把罪恶感加诸于我　我已经尽心尽力地做好一个照护者。我的工作尤其需要亲人的理解和尊重。
- 我有权接受他人的体谅、支持和接纳
- 我有权对自己作为一名照护者而自豪，有权为自己鼓掌
- 我有权期待、呼吁政策对痴呆患者和照护者有更多的支持和援助

请大家再为自己鼓掌、加油！

⊘ 课程总结

从第一次咱们见面到现在，已经聚会了八次。希望聚会

能给大家带来一些帮助和支持，也给您平时照顾痴呆亲人的生活添一点不一样的色彩。

在过去的几次活动里，我们和大家分享了——

1. 要建立信心做一名健康而聪明的照护者；

2. 什么是痴呆，什么是阿尔茨海默病、血管性痴呆；痴呆会给患者带来什么样的影响；病程会怎么样发展，以及不同阶段的照护重点。知己知彼，让您做到胸有成竹；

3. 与痴呆患者建立有效沟通的原则和方法。痴呆会影响患者与他人沟通的能力，我们和亲人的交流方式也要随之改变；这是照顾患病亲人的基础。在这堂课我们特别介绍了"认可疗法"，在和痴呆亲人交流中是很有效的方法；

4. 日常照护的原则和技巧。尤其是怎样来协助亲人面对常见的生活障碍；

5. 如何理解和应对痴呆患者的问题行为。由于70%~90%的患者都会出现不同程度的问题行为，所以我们一起学习了降低问题行为发生的方法，以及真的出现问题行为了，我们该怎么办；

6. 为患病亲人安排有意义的活动。这对于早期和早中期的患者特别重要，有意义的活动能延缓患者的衰退，也帮助我们减轻照护负担；

7. 营造良好的居家环境，保证居家安全。患者由于判断能力下降，而会降低对安全的敏感度。作为家庭照护者，要给患者提供一个安全舒适的生活环境；

8. 这次，我们和大家分享了照护者也要寻找支持资源，以及维护照护者的权利。一方面您的亲人可以得到更好的照顾，您也可以缓解照护压力，让自己也生活得好一点。

⊘ 结束语

- 宣布支持团体活动结束，而照护者有意义的旅程刚刚开始
- 提供建议——接下来怎么办
- 留出时间，与参与者交流

好，到今天为止，有辅导员授课的支持团体活动就告一段落了。而您照顾痴呆亲人的旅程，才刚刚开始。

后续跟进

接下来，我们需要您做的是——

1. 坚持定期带患者来医院就诊；
2. 遵照医嘱，保证患者坚持服药；
3. 坚持记录照护日记：照护日记有两大好处，一个是帮助您积累经验，还有就是，一旦以后您找到帮手，其他的照护者就更容易来分担这个任务。因为每个患者都是很独特的，照护日记能帮助大家采取对这个患者最有效的方法，给他/她最妥贴的照顾；
4. 保持与辅导员的联系，坚持参加社区的照护者支持团体活动。

在这里也把一个重要的电话提供给大家——
痴呆照护辅导机构：＿＿＿＿＿＿电话：＿＿＿＿＿＿
医院记忆门诊：＿＿＿＿＿＿电话：＿＿＿＿＿＿

建议与祝福

在辅导课程就要结束的时候，我们给您这样一些建议——

1. 好好照顾您自己，做一名自信健康的照护者。您健康，患者才能健康！
2. 做有知识的照护者，在实践中积累经验。教练

书、照护日记，都是您可以使用的工具。知识
和经验都能帮助我们减少束手无策的感觉，所
以，好好利用这些工具！

3. 寻求和利用一切可以利用的资源。这些资源包
括家庭资源、医疗资源、社区服务资源、机构
照护资源，等等。让不同的资源在疾病的不同
阶段帮助到您。

4. 接受发生的变化，在生活中多创建成功。痴呆
患者有时候会变化无常，很多行为是您和他们
自己无法控制的。更多时候，您会看着他们的
能力一点点地衰退。您要接受亲人所发生的这
些变化，多看看他/她还尚存的能力。达观的生
活态度会让我们漫长的照护岁月过得更容易些。

5. 给自己多一点肯定，坦然过好每一天。痴呆亲人
因为有您，而能够保持晚年的生活品质和尊严；
他/她需要您的时候，您就陪伴在他/她身旁，这
已经是很了不起的给予，您应该为此自豪。

我们衷心祝福每一位来参加团体辅导活动的好朋友，以及更多和痴呆患者生活在一起的家庭照护者，能够从漫长的、照顾一个痴呆患者的经历中，留下生命中具有特别意义的美好记忆。

在教练书里有这样一段话：

疾病也是生命的一部分
它能让我们认识到生命的有限和时间的珍贵
如果您的家人被诊断出罹患痴呆
我们希望您能平心静气地对待
珍惜大家还能在一起度过的时光
因为生命和爱依然存在
那是我们心中最强大的力量

~~记忆与爱同行~~

本单元附表1

参与者案例分享和讨论记录

姓名	案例
好方法讨论	

姓名	案例
好方法讨论	

姓名	案例
	好方法讨论

姓名	案例
	好方法讨论

姓名	案例
	好方法讨论

姓名	案例
	好方法讨论

姓名	案例

好方法讨论

姓名	案例

好方法讨论

本单元附表2

参与者照护资源记录表

姓名	照护资源
	☐ 最主要的照护者
	☐ 第二照护者
	☐ 多长时间过来帮您一次
	☐ 其他家人能给您一些支持吗？
	☐ 如果有，都提供哪些支持呢？
	☐ 您家里雇用保姆或者护工了吗？
	☐ 社区有日间活动中心可接收痴呆老人吗？
	☐ 未来您打算把亲人送到养老院或者老年护理医院去吗？
	☐ 最主要的照护者
	☐ 第二照护者
	☐ 多长时间过来帮您一次
	☐ 其他家人能给您一些支持吗？
	☐ 如果有，都提供哪些支持呢？
	☐ 您家里雇用保姆或者护工了吗？
	☐ 社区有日间活动中心可接收痴呆老人吗？
	☐ 未来您打算把亲人送到养老院或者老年护理医院去吗？

姓名	照护资源
	☐ 最主要的照护者
	☐ 第二照护者
	☐ 多长时间过来帮您一次
	☐ 其他家人能给您一些支持吗？
	☐ 如果有，都提供哪些支持呢？
	☐ 您家里雇用保姆或者护工了吗？
	☐ 社区有日间活动中心可接收痴呆老人吗？
	☐ 未来您打算把亲人送到养老院或者老年护理医院去吗？
	☐ 最主要的照护者
	☐ 第二照护者
	☐ 多长时间过来帮您一次
	☐ 其他家人能给您一些支持吗？
	☐ 如果有，都提供哪些支持呢？
	☐ 您家里雇用保姆或者护工了吗？
	☐ 社区有日间活动中心可接收痴呆老人吗？
	☐ 未来您打算把亲人送到养老院或者老年护理医院去吗？

姓名	照护资源
	☐ 最主要的照护者
	☐ 第二照护者
	☐ 多长时间过来帮您一次
	☐ 其他家人能给您一些支持吗？
	☐ 如果有，都提供哪些支持呢？
	☐ 您家里雇用保姆或者护工了吗？
	☐ 社区有日间活动中心可接收痴呆老人吗？
	☐ 未来您打算把亲人送到养老院或者老年护理医院去吗？
	☐ 最主要的照护者
	☐ 第二照护者
	☐ 多长时间过来帮您一次
	☐ 其他家人能给您一些支持吗？
	☐ 如果有，都提供哪些支持呢？
	☐ 您家里雇用保姆或者护工了吗？
	☐ 社区有日间活动中心可接收痴呆老人吗？
	☐ 未来您打算把亲人送到养老院或者老年护理医院去吗？

姓名	照护资源
	☐ 最主要的照护者
	☐ 第二照护者
	☐ 多长时间过来帮您一次
	☐ 其他家人能给您一些支持吗？
	☐ 如果有，都提供哪些支持呢？
	☐ 您家里雇用保姆或者护工了吗？
	☐ 社区有日间活动中心可接收痴呆老人吗？
	☐ 未来您打算把亲人送到养老院或者老年护理医院去吗？
	☐ 最主要的照护者
	☐ 第二照护者
	☐ 多长时间过来帮您一次
	☐ 其他家人能给您一些支持吗？
	☐ 如果有，都提供哪些支持呢？
	☐ 您家里雇用保姆或者护工了吗？
	☐ 社区有日间活动中心可接收痴呆老人吗？
	☐ 未来您打算把亲人送到养老院或者老年护理医院去吗？

本单元附表3

活动回顾记录表

项目	评估
教程内容	☐ 参与者分享：照护难点和应对 ☐ "快乐一刻"分享度 ☐ 照护者寻求的资源 ☐ 照护者权利 ☐ 照护资源记录表 ☐ 开放讨论参与度

改进意见
1
2
3
4

参与者重点问题
1
2
3
4
5